COLLECTION Parents Enfants

L'allaitement

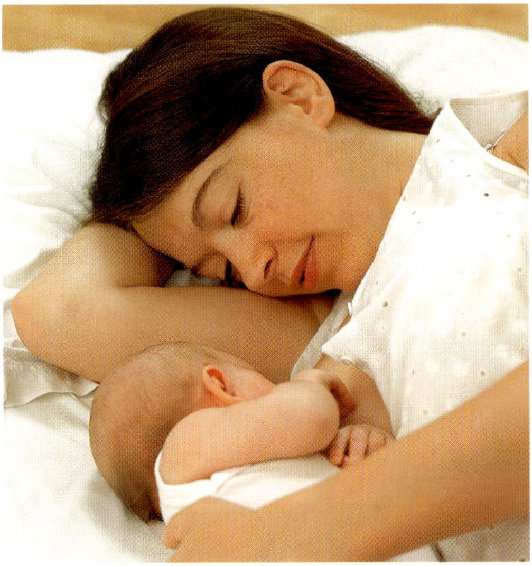

de votre bébé

Heather Welford

Traduit et adapté par
Anne-Marie Courtemanche

Broquet

97-B, Montée des Bouleaux, Saint-Constant, Qc, Canada, J5A 1A9
Tél. : (450) 638-3338 / Télécopieur : (450) 638-4338
Site Internet : www.broquet.qc.ca
Courriel : info@broquet.qc.ca

Données de catalogage avant publication (Canada)

Welford, Heather, 1952-
L'allaitement de votre bébé

(Parents/enfants)
Traduction de: Breastfeeding your baby.
Comprend un index.

ISBN 2-89000-609-3

1. Allaitement maternel. 2. Mères - Santé et hygiène. I. Titre. II. Collection: Parents/enfants (Saint-Constant, Québec).

RJ216.W4414 2004 649'.33 C2003-941640-2

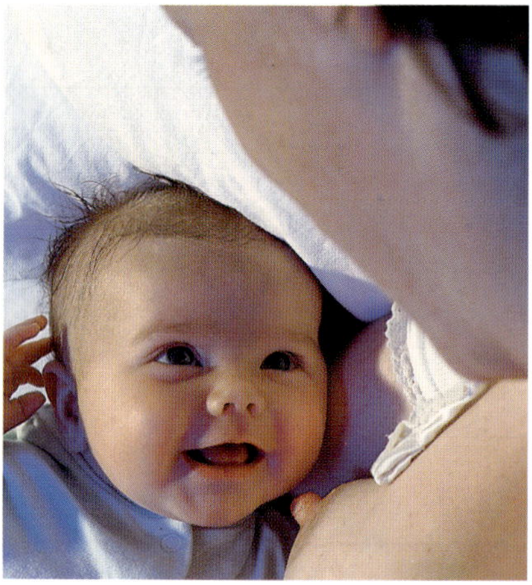

Pour l'aide à la réalisation de son programme éditorial, l'éditeur remercie:
Le Gouvernement du Canada par l'entremise du Programme d'Aide au Développement de l'Industrie de l'Édition (PADIÉ); La Société de Développement des Entreprises Culturelles (SODEC); L'Association pour l'Exportation du Livre Canadien (AELC) ; Le Gouvernement du Québec - Programme de crédit d'impôt pour l'édition de livres - Gestion SODEC.

Traduction et adaptation Anne-Marie Courtemanche
Révision Denis Poulet

TITRE ORIGINAL : Breastfeeding your baby

Rédacteur de projet Gwen Rigby
Directeur de la création Frances de Rees
Recherche photo Elizabeth Loving
Éditeur en chef Anne Yelland
Directeur artistique en chef Helen Spencer
Directeur de la rédaction Ellen Dupont
Directeur artistique Dave Goodman
Coordonnateur à la rédaction et à l'édition Becca Clunes
Production Amanda Mackie

Conçu, édité et créé par Marshall Editions

Pour l'édition en langue française

Dépôt légal — Bibliothèque nationale du Québec
1er trimestre 2004
ISBN : 2-89000-609-3

Imprimé et relié en Chine par Excel.

Note
Tous les efforts ont été faits afin de veiller à ce que toutes les informations contenues dans ce livre soient correctes et compatibles avec les normes nationales généralement acceptées au moment de la publication. Ce livre ne remplace aucunement une consultation avec votre médecin ou avec tout autre professionnel de la santé. L'auteur et l'éditeur déclinent toute responsabilité quant à toute perte, blessure ou dommage résultant, directement ou indirectement, de l'utilisation et de la mise en pratique du contenu de ce livre.

CONTENU

Introduction 5

Choisir l'allaitement

Un choix santé 10
Les avantages à long terme 14
Les avantages pour la mère 16
Allaitement facile 18
Préparation 20
Pour vous mettre en confiance 22

Les débuts

Le premier boire 24
Production du lait maternel 26
Les premiers jours 30
La bonne méthode 32
Structure alimentaire du bébé 36
Les bébés aux soins spéciaux 38
Pour vous mettre en confiance 40

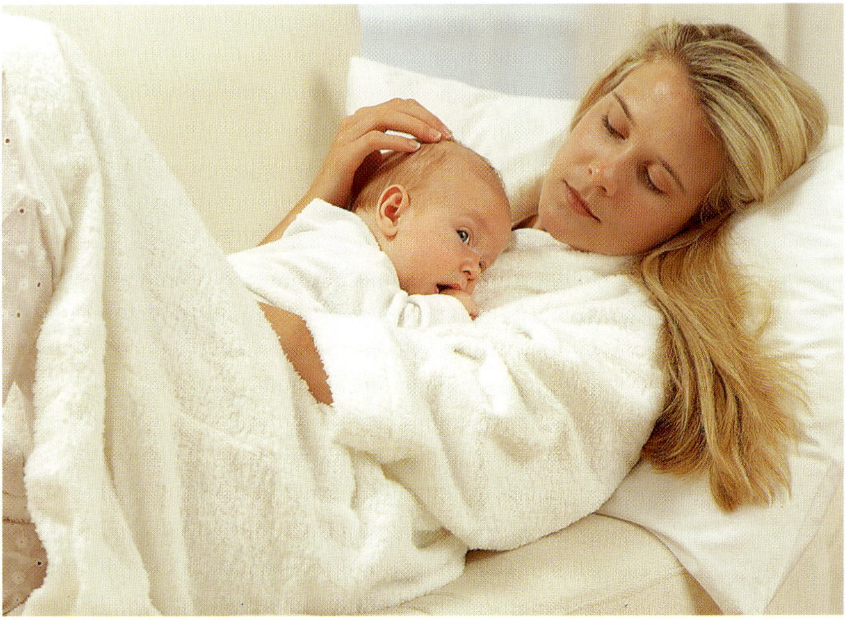

Allaitement au quotidien

Après les premiers jours	42
Changements à prévoir	44
Prendre soin de vous	46
Vos sentiments	48
Les effets sur la famille	50
Comment les autres se sentent	52
Pourquoi mon bébé pleure-t-il tant ?	54
Voyager	56
Exprimer du lait maternel	58

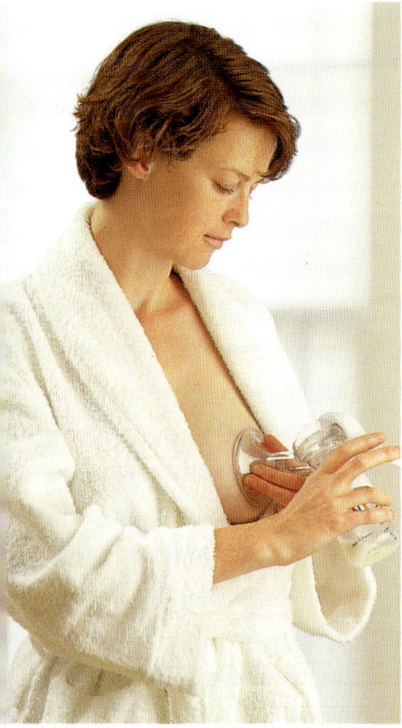

Résoudre les problèmes d'allaitement

Pas suffisamment de lait ?	62
Mon bébé ne prend pas le sein	64
Mamelons douloureux	68
Mastite	70
L'allaitement est-il meilleur ?	72
Le muguet	74
Où trouver de l'aide	76
Dépression post-partum	78

Allaiter un bébé plus âgé

Introduire les aliments solides	80
Aliments sains pour bébés	82
Allaitement prolongé	84
Sein ou biberon ?	86
Nourrir un tout-petit	88
Retour au travail	90
Cesser l'allaitement	92

Situations particulières

Allaiter des jumeaux	96
Votre bébé prématuré	98
Besoins spéciaux	100
Lorsque votre bébé est malade	102
Prise de médicaments	104
Contraception	106
Quand ça ne fonctionne pas	108
Puis-je recommencer ?	110
Index et remerciements	112

INTRODUCTION

Alors, vous pensez allaiter votre bébé ? Ou vous avez commencé à allaiter et souhaitez savoir comment la situation évoluera avec le temps ? Vous avez des problèmes et désirez savoir comment les résoudre ? Ou peut-être que vous êtes ambivalente face à l'allaitement, pas certaine que l'allaitement fonctionnera, autant pour vous que pour votre bébé ? Quels que soient vos questions et vos projets, ce livre est pour vous.

Il n'y a aucun doute, l'allaitement est le choix le plus sain autant pour vous que pour votre bébé. Comme vous serez à même de le constater au fil de ces pages, il y a de nombreux avantages « santé » éprouvés à l'allaitement, autant pour vous que pour votre bébé: des avantages immédiats, mais aussi des avantages futurs. L'alimentation artificielle, parfois appelée allaitement artificiel, ne pourra jamais présenter le même profil nutritionnel que l'allaitement.

UNE ACTIVITÉ NATURELLE

L'expérience psychologique et émotionnelle que vous partagez avec votre bébé lorsque vous le nourrissez à même votre propre corps est, pour la grande majorité des mères qui allaitent, une expérience unique, très particulière et irremplaçable.

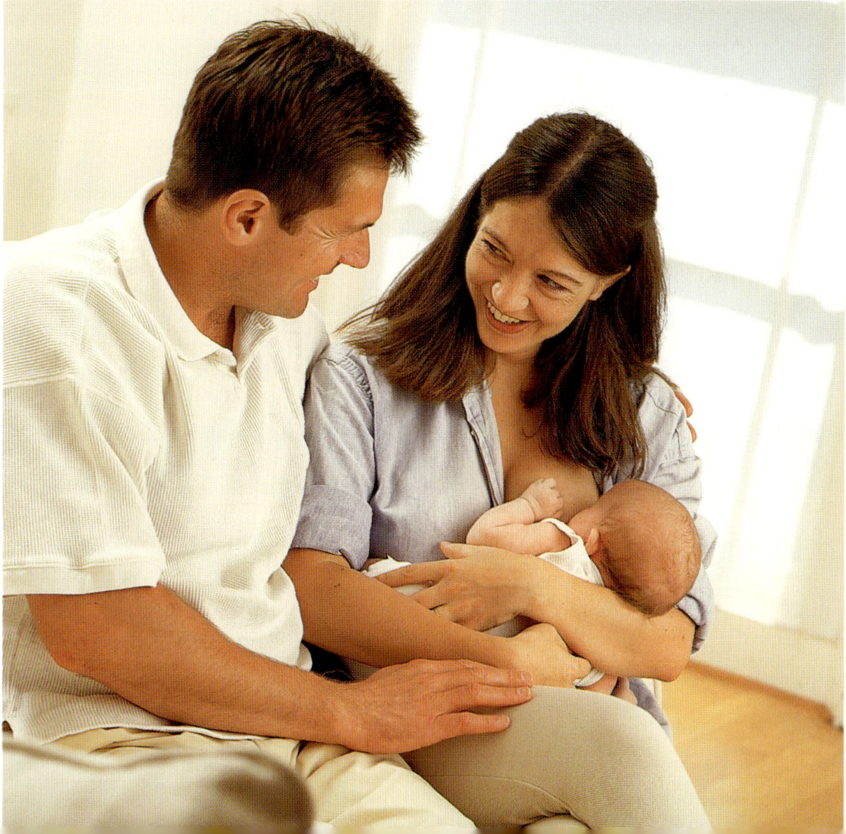

Lorsqu'il se déroule bien, l'allaitement est enrichissant et satisfaisant; c'est une expérience dont plusieurs mères se rappellent avec plaisir et contentement. C'est aussi la manière la plus naturelle d'alimenter les nourrissons. Dès le premier instant de la conception, votre corps prévoit que vous allaiterez. Les seins réagissent aux hormones de la grossesse en amorçant le processus de préparation de la production du lait, des tissus qui l'entreposeront, du sang, etc. Cette préparation est parfois ressentie comme une sensation de picotement dans les seins.

Les tubercules de Montgomery, ces petites glandes sébacées situés sur l'aréole du sein (zone plus foncée autour du mamelon), deviennent plus évidentes au fur et à mesure qu'elles se préparent, afin de garder vos mamelons souples et tendres. En fait, ces changements s'amorcent très tôt dans la grossesse. Ils peuvent même suffire à vous faire savoir que vous êtes enceinte, avant même de constater que vous n'êtes plus menstruée.

Plus tard dans votre grossesse, vos seins prendront du volume. Vous remarquerez peut-être même un petit écoulement de colostrum, ce liquide ultranourrissant que vos seins produisent pour nourrir votre bébé pendant les premiers jours suivant la naissance. Même si votre bébé n'a pas encore pris le sein, vous produisez du lait. Tout est donc en place, prêt, sans même que vous ayez pris la décision d'allaiter. C'est aussi naturel que ça !

COMMENCER L'ALLAITEMENT

Un bébé à terme en pleine santé possède un très puissant réflexe de succion et de déglutition, ce qui lui permet de prendre le sein et de commencer à s'alimenter dès la naissance. Il a aussi le « réflexe des points cardinaux », c'est-à-dire qu'il bouge la tête et la bouche pour montrer qu'il cherche activement le sein, donc la nourriture.

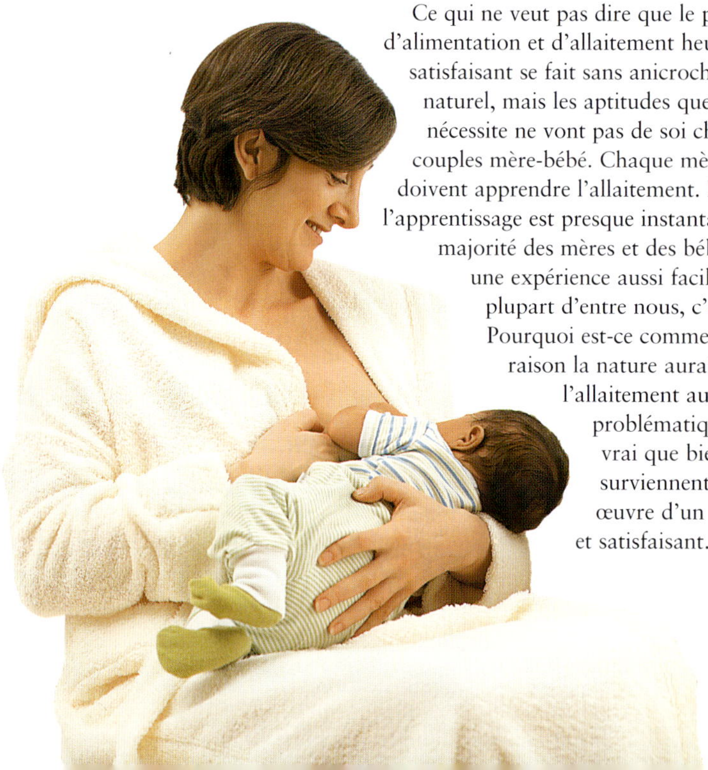

Ce qui ne veut pas dire que le processus d'alimentation et d'allaitement heureux et satisfaisant se fait sans anicroche. Il est peut-être naturel, mais les aptitudes que l'allaitement nécessite ne vont pas de soi chez tous les couples mère-bébé. Chaque mère et chaque bébé doivent apprendre l'allaitement. Pour certains, l'apprentissage est presque instantané. Pourtant, la majorité des mères et des bébés ne vivent pas une expérience aussi facile. Pour la plupart d'entre nous, c'est plutôt un défi. Pourquoi est-ce comme ça ? Pour quelle raison la nature aurait-elle rendu l'allaitement aussi problématique ? Car il est vrai que bien des irritants surviennent dans la mise en œuvre d'un allaitement facile et satisfaisant.

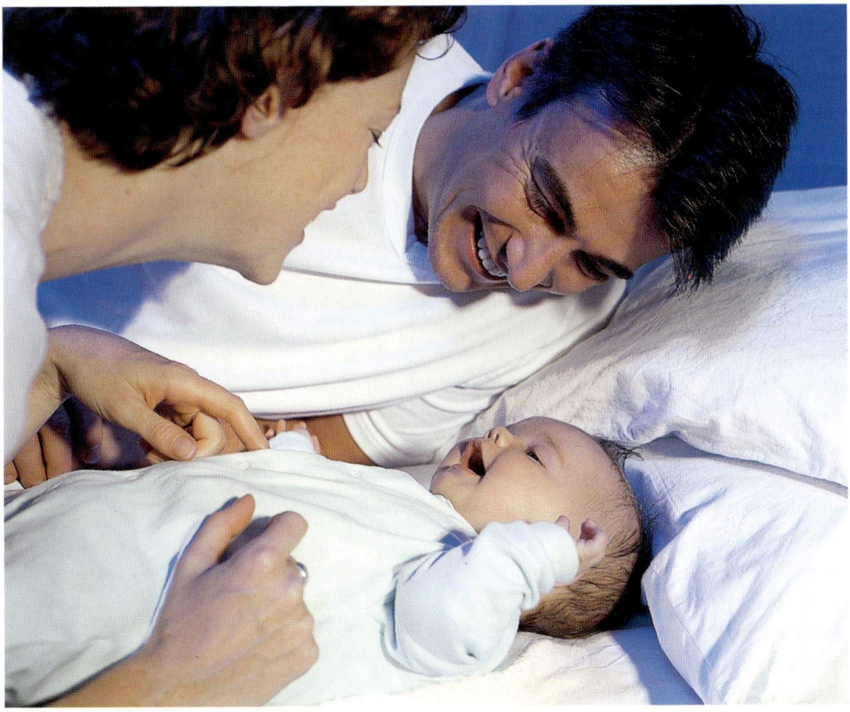

En voici quelques-uns.

- Un bébé prématuré peut ne pas avoir des réflexes bien développés.
- Des traitements médicaux pour la mère ou le bébé après la naissance peuvent retarder le début de l'allaitement.
- Certains médicaments antidouleur administrés pendant le travail de l'accouchement peuvent rendre le bébé somnolent et réfractaire.
- Le manque d'aide pour bien positionner le bébé peut rendre l'allaitement douloureux.
- Bien des femmes n'ont jamais vu un bébé boire au sein. Il est donc difficile pour elles de savoir quelle position est la plus efficace.
- L'allaitement peut être perçu comme difficile et cette attitude négative affecte la confiance de la mère.
- Le manque d'informations judicieuses et cohérentes au sujet de l'allaitement peut rendre la mère confuse.
- Le manque de soutien et d'encouragement peut pousser la mère à se décourager et à abandonner.
- Les usages dans les hôpitaux, comme séparer le bébé et sa mère, peuvent rendre les débuts de l'allaitement plus difficiles.
- Les idées au sujet des soins à apporter à un bébé qui privilégient la routine et la prévisibilité défavorisent l'allaitement.

Dans des cas plus rares, il existe des problèmes physiques ou d'un autre ordre pouvant affecter l'allaitement. Les bébés nés avec un bec-de-lièvre et/ou la fente palatine, par exemple, peuvent ne pas être en mesure de téter au sein. Il peut cependant y avoir des solutions à ce problème. Et les mères dont les mamelons sont plats ou rentrés peuvent avoir besoin d'un coup de main pour donner le sein.

Parfois, l'allaitement ne commence pas en douceur pour des raisons que nous ne comprenons pas complètement, et il peut être difficile de poursuivre l'allaitement lorsque votre bébé est difficile à nourrir ou pleure beaucoup. Cela peut même être ressenti comme un rejet. Nous aborderons ces questions et ces problèmes, les plus courants et ceux qui le sont moins, dans ce livre.

FAVORISER L'ALLAITEMENT

En raison de la disponibilité toujours plus grande de substituts du lait maternel et de biberons, la popularité de l'allaitement a diminué au cours du dernier siècle. Plus récemment, toutefois, nous avons appris à quel point l'allaitement pouvait être avantageux. C'est à ce moment que le déclin a cessé. On aurait peut-être même inversé la tendance.

Par contre, le problème demeure puisque certaines mères ont l'impression que les aptitudes nécessaires à l'allaitement ont sauté une ou deux générations. Elles se retrouvent avec une mère ou même une grand-mère qui en sait bien peu, en réalité, sur l'allaitement et est incapable d'offrir son soutien. Aussi, plusieurs professionnels de la santé ne sont pas formés pour aider les mères à démarrer l'allaitement et à le développer.

Du côté des points positifs, les réseaux de mères sont en expansion, les informations essentielles sont davantage et mieux transmises, et le soutien existe lorsqu'il est requis.

Les livres comme celui-ci aident aussi à combler le manque d'informations, vous offrant le soutien et l'encouragement dont vous pouvez avoir besoin. Surtout, c'est une manière de vous dire : Bravo ! Ce que vous faites est extraordinaire pour votre bébé, c'est une récompense unique pour vous et un acquis pour votre famille dans l'avenir.

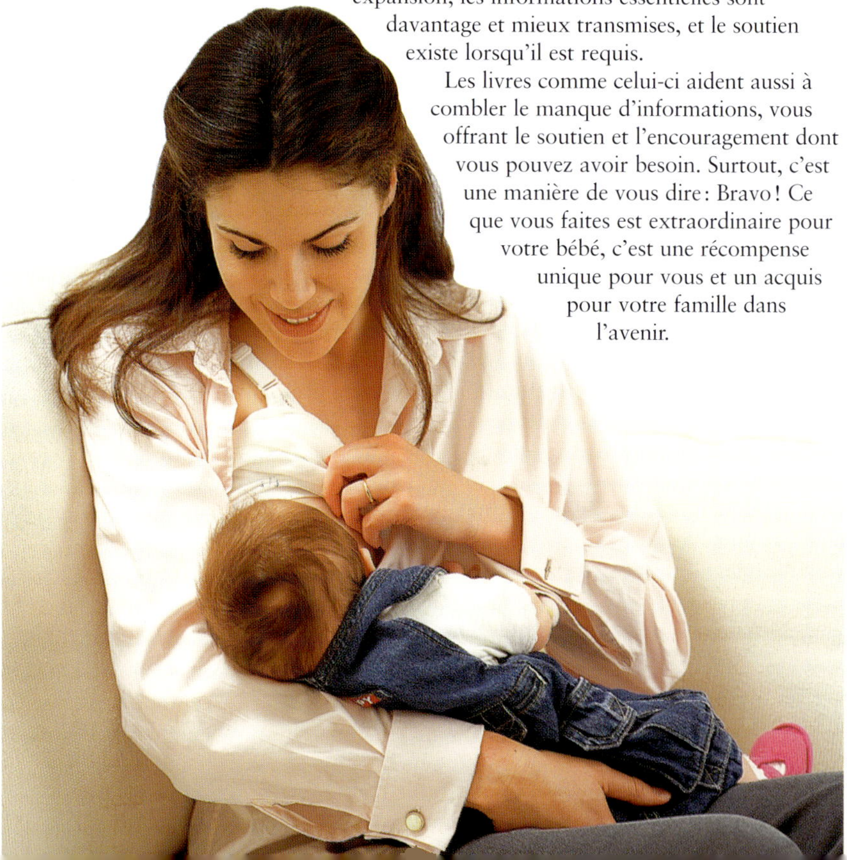

Choisir l'allaitement

Depuis environ 30 000 générations, les mères allaitent leurs bébés. Aujourd'hui, il y a d'autres possibilités aussi diverses qu'économiques. La plupart des mères choisissent tout de même l'allaitement – au moins initialement – parce qu'elles sentent que c'est ce qu'il y a de mieux.

Nourrir votre bébé au sein n'est pas qu'une manière de lui offrir un départ sain et nourrissant. C'est surtout une manière chaleureuse, affectueuse et extrêmement agréable d'être près de lui, pour qu'il se sente en sécurité, calme et heureux.

Dans ce chapitre, nous vous démontrons comment ce choix peut procurer à votre bébé de nombreux avantages côté santé et côté développement, et comment cela se répercute sur votre propre santé. Nous vous donnons des informations utiles et des réponses à plusieurs questions que se posent les femmes, qui se demandent comment l'allaitement les affectera.

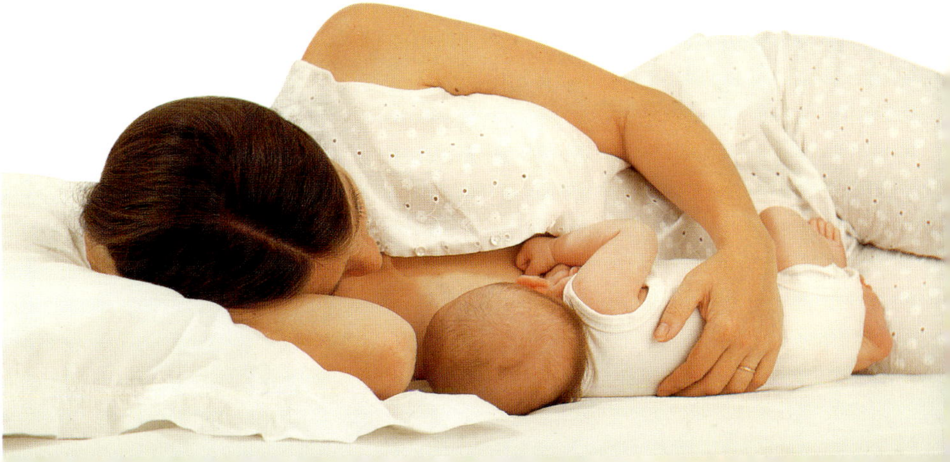

UN CHOIX SANTÉ

L'allaitement donne aux bébés humains le lait qui a été produit pour eux. Les autres laits que l'on offre généralement aux bébés sont à base de lait de vache, parfois à base de lait de chèvre ou de soja. On les appelle souvent « préparations ». Cela peut sembler bien scientifique mais il faut savoir que ces laits doivent être considérablement modifiés afin de devenir sécuritaires pour le système digestif d'un nouveau-né.

Et même si ces laits ou préparations sont modifiés selon une recette, ils ne peuvent prétendre être identiques au lait maternel. Nous, humains, produisons le lait qui convient à notre espèce ; c'est celui qui a évolué de manière à satisfaire les besoins de croissance et de développement de nos bébés. Le lait des autres mammifères est différent, et même s'il est parfait pour les petits de l'espèce dont il provient, il ne peut convenir parfaitement à nos petits.

En fait, l'allaitement comporte des avantages particuliers, tandis que les préparations lactées ont leurs désavantages. Si l'allaitement protège le bébé de certaines maladies et de certains problèmes, un bébé nourri au biberon est plus à risque face à ces mêmes maladies et problèmes. C'est donc que l'allaitement est la façon par excellence d'éviter des risques inutiles.

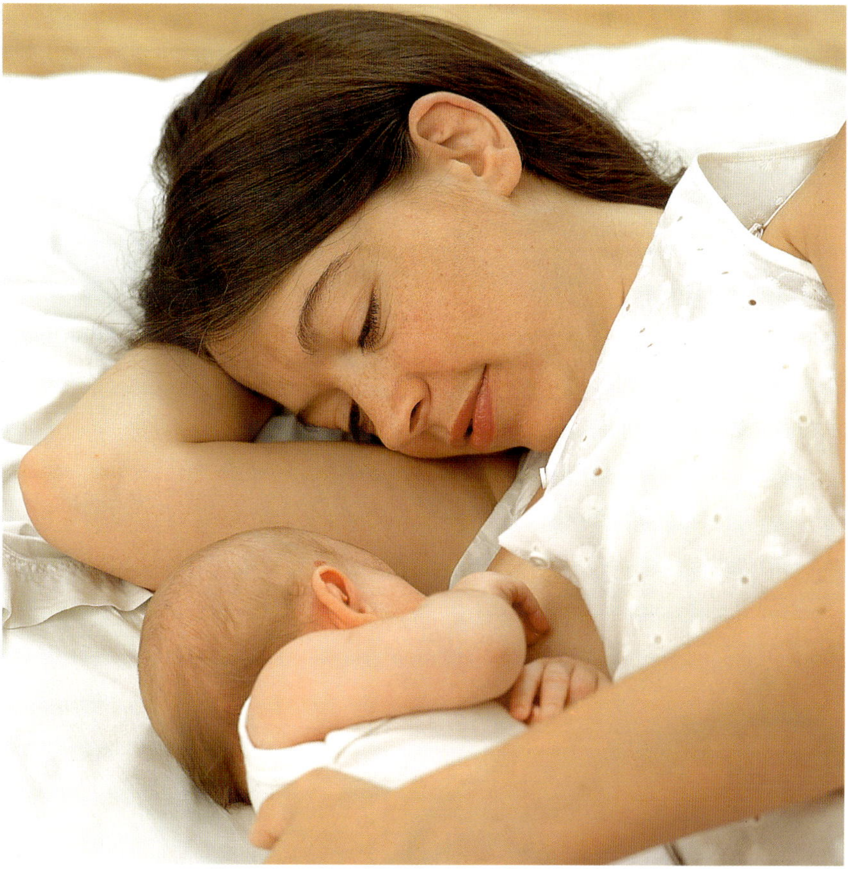

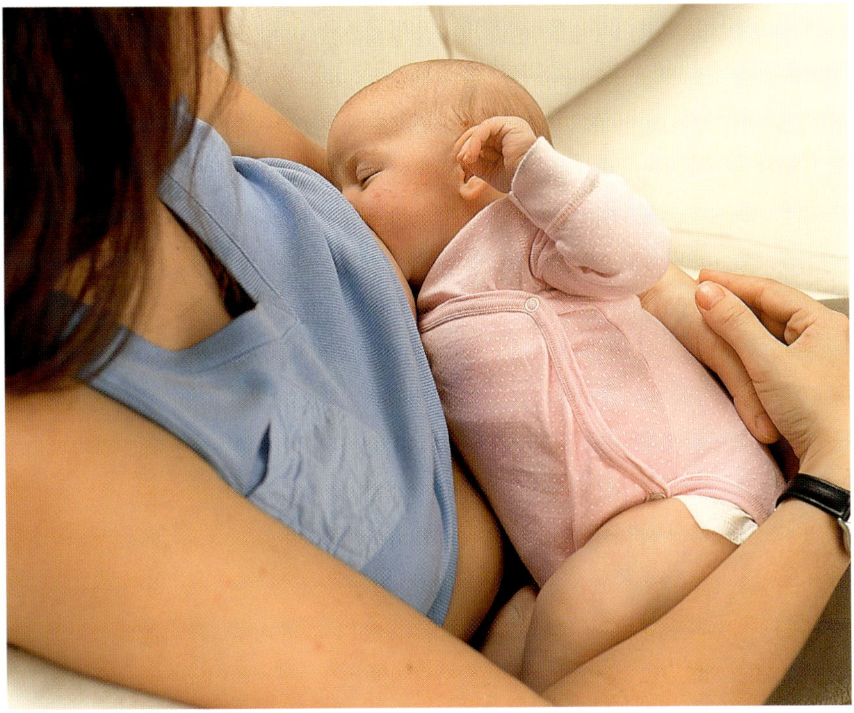

CE QUI DIFFÉRENCIE LE LAIT MATERNEL DES PRÉPARATIONS LACTÉES

Les proportions d'ingrédients dans le lait maternel sont différentes de celles qu'on trouve dans les préparations lactées. Par exemple, le lait contient deux fois moins de protéines que la préparation lactée à base de lait de vache. Le rapport des ingrédients est aussi très différent. Le lait maternel contient une proportion plus élevée d'acides gras polyinsaturés que la préparation lactée.

Aussi, beaucoup d'ingrédients du lait maternel ne sont pas présents dans la préparation lactée, ou en quantité infime. Le lait maternel contient des immunoglobines, des phagocytes, des lymphocytes, des enzymes tels les lysozymes, et beaucoup d'autres substances qui contribuent à protéger le nourrisson des infections, sans compter les cellules, anticorps, hormones et autres composants importants. Même si les fabricants ont ajouté des composants aux préparations lactées, ceux-ci ne sont pas de source humaine et ne peuvent donc pas être identiques.

Mais même si nous sommes certains que les ingrédients du lait maternel sont présents en quantités justes pour les bébés humains, comme c'est le cas du lait de vache pour les veaux et du lait de chatte pour les chatons, il existe une différence supplémentaire.

Le lait maternel est un liquide vivant qui évolue pour répondre aux besoins des bébés qui grandissent et se développent. Il contient des ingrédients anti-infectieux qui aident le bébé à combattre les infections et maladies, et il peut servir de réponse instantanée aux infections en produisant un nouvel ensemble d'immunoglobines puissants qui renforceront le système immunitaire du bébé pour combattre les bactéries et les virus.

L'ALLAITEMENT ET LA PROTECTION DU BÉBÉ

Lorsque la mère est en contact avec un organisme pathogène (comme il nous arrive à tous chaque jour), celui-ci pénètre dans son organisme par le système respiratoire ou gastro-intestinal. En guise de réponse, la membrane muqueuse qui recouvre le poumons et le tube digestif produisent une réponse immunitaire qui la protège et entre aussi dans le système sanguin. Les immunoglobines ainsi produites voyagent jusqu'aux seins et le lait maternel, dans lequel elles entrent sous une forme qui convient au bébé lorsqu'il prend le sein, ce qui le protège de la même manière que sa mère.

C'est très important parce que les bébés naissent avec un système immunitaire très déficient. C'est la protection donnée par le lait maternel qui supplée.

Les bébés nourris aux préparations lactées ne peuvent profiter de la protection du lait maternel. De plus, toutes les précautions doivent être prises dans la préparation des boires, et dans la stérilisation des bouteilles et tétines, puisqu'ils sont des lieux de propagation potentielle des bactéries. C'est aussi pourquoi il est avantageux pour un bébé de rester aussi près de sa mère que possible, particulièrement au cours des premiers jours et des premières semaines, afin de profiter au maximum de cette réponse immunitaire si extraordinaire.

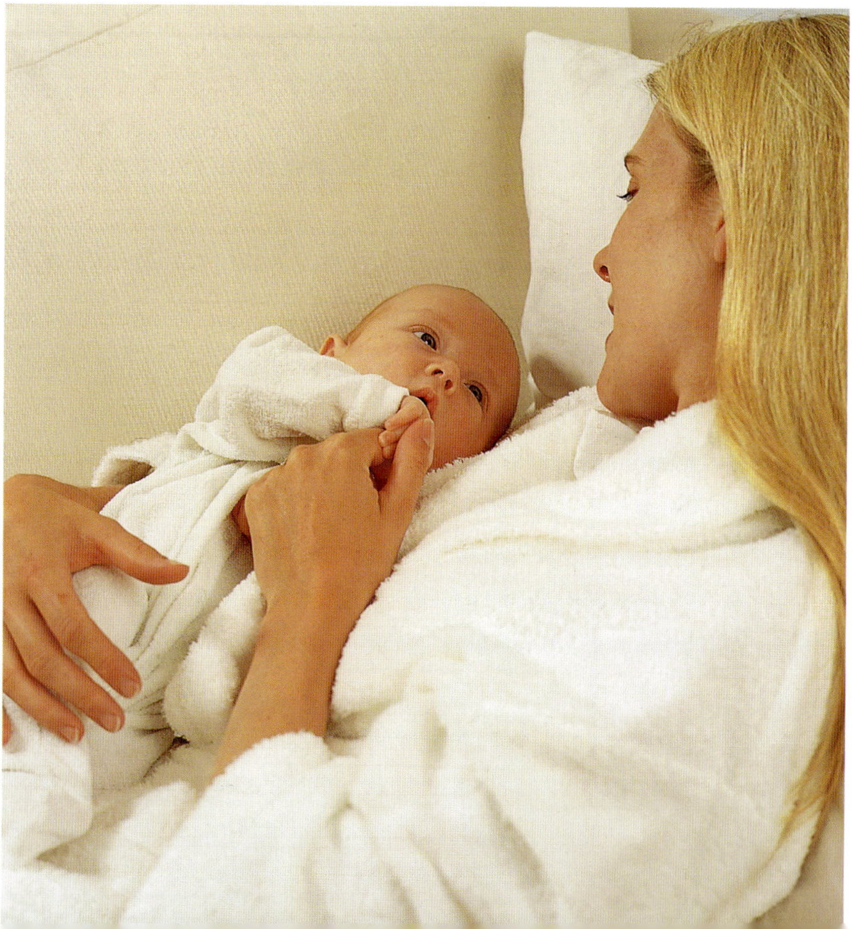

LA PROTECTION TRANSMISE AUX BÉBÉS ALLAITÉS

Des recherches auprès d'un grand nombre de bébés dans des environnements divers, incluant des villes industrialisées, ont montré que les bébés allaités sont moins susceptibles de souffrir de:

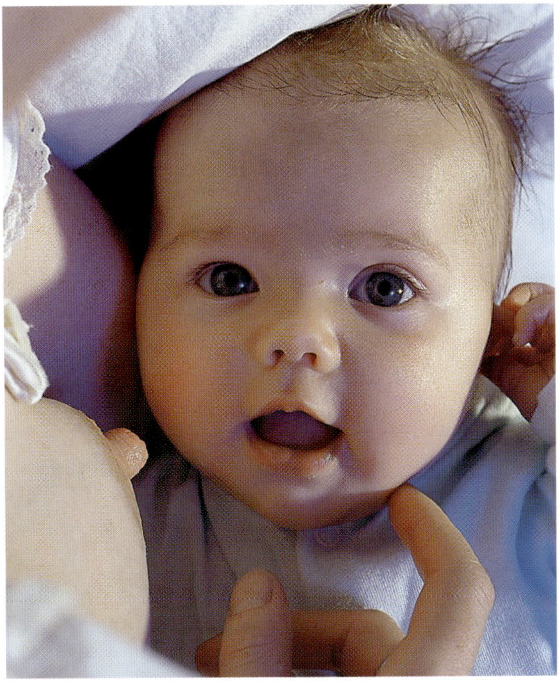

- gastroentérite
- infections respiratoires
- infections de l'oreille
- infections urinaires
- allergies
- asthme
- eczéma

Dans les études qui démontrent avec précision les avantages de l'allaitement, on a voulu connaître le contexte économique et social des bébés pris en compte. On aurait pu conclure que ce sont des facteurs associés au mode de vie des bébés allaités ou de leurs parents qui contribuaient à leur meilleure santé, plutôt que le fait d'être allaité. Or, ces très nombreuses études arrivent aux même conclusions: c'est l'allaitement qui fait toute la différence, rien d'autre.

PLUS, C'EST MIEUX

Les faits tendent à prouver ce que les médecins appellent la « réaction en relation avec la dose ». Ce qui signifie: plus il y a allaitement, mieux c'est. Donc, même si certaines études montrent qu'un seul boire au sein semble fournir une certaine protection au bébé, il est bénéfique de continuer longtemps. Il n'y a pas de moment idéal pour cesser l'allaitement puisque le lait maternel demeure toujours sain et nourrissant. Beaucoup de mères et de bébés poursuivent l'expérience aussi longtemps que possible, même après l'introduction des aliments solides, pour la simple et bonne raison qu'ils aiment l'expérience.

Dans les pays industrialisés, plusieurs problèmes dont la gastro-entérite ou les infections des oreilles, contre lesquels l'allaitement fournit une protection, ne sont pas une menace pour la santé comme ils peuvent l'être dans les pays en développement. Ce qui n'empêche pas qu'il est toujours inquiétant de voir un bébé souffrir de vomissements et de diarrhée, et très stressant de prendre soin d'un bébé pleurant de douleur en raison d'une infection aux oreilles. S'ils deviennent sérieusement malades, les bébés devront peut-être être hospitalisés, ce qui est très perturbant et difficile pour toute la famille.

LES AVANTAGES À LONG TERME

L'allaitement n'est pas seulement bon pour votre bébé alors qu'il est très petit ni seulement pendant que c'est le seul aliment qui le nourrit. Le lait maternel semble modifier le système immunitaire pour procurer des effets positifs à long terme sur la santé et sur l'intelligence.

Par exemple, lors d'une étude, l'allaitement sans aucune préparation lactée ni aliment solide jusqu'à 15 semaines a montré des avantages mesurables en ce qui a trait aux infections respiratoires jusqu'à l'âge d'au moins sept ans (âge auquel les enfants ont été examinés).

L'allaitement (avec ou sans préparation lactée) jusqu'à 13 semaines offre une importante protection à long terme contre la gastro-entérite jusqu'à l'âge de 18 mois à 2 ans.

Et ces avantages semblent réellement avoir des effets à long terme puisque au moins une étude connue a étudié l'alimentation de nourrissons en lien avec la santé de ces mêmes enfants jusqu'à l'âge de 13 ans. En suivant le même groupe de bébés tout au long de leur enfance, et même jusqu'à l'âge adulte, il devrait être possible d'affirmer avec plus de précision de quelle manière et pour combien de temps l'allaitement est bénéfique.

On avance aussi l'hypothèse qu'il puisse réduire les risques de développer des maladies cardiaques. L'allaitement pourrait également contribuer à prévenir l'obésité. Nous savons déjà que les bébés allaités courent moins de risque de développer le diabète pendant l'enfance ; ce qui peut vouloir dire que les adultes diabétiques ont plus de chances d'avoir été nourris au biberon.

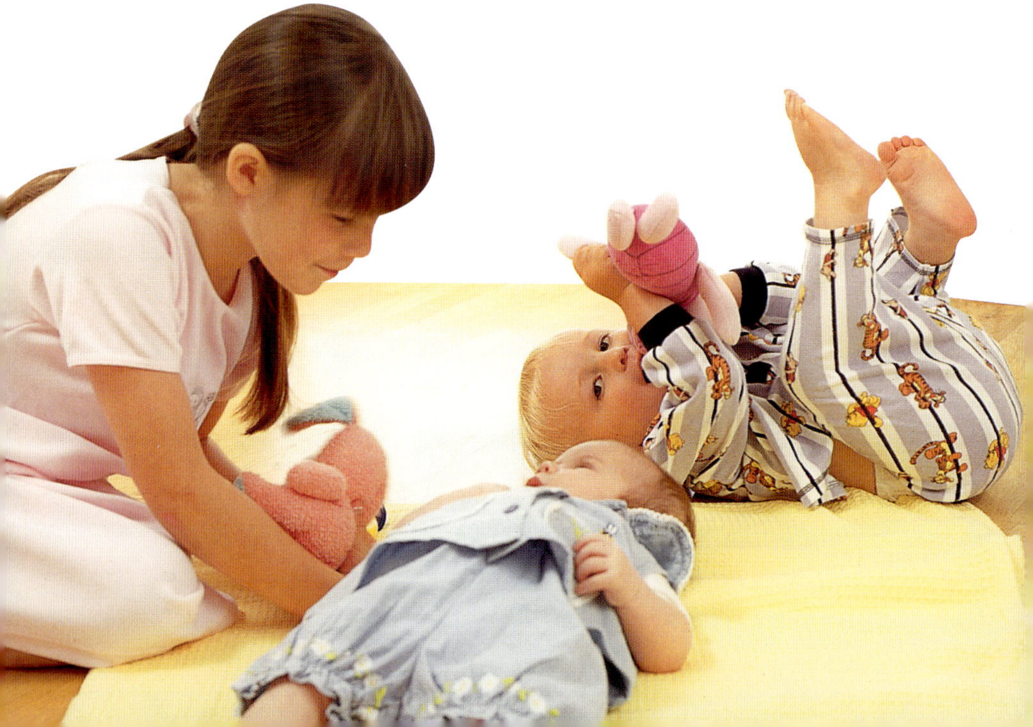

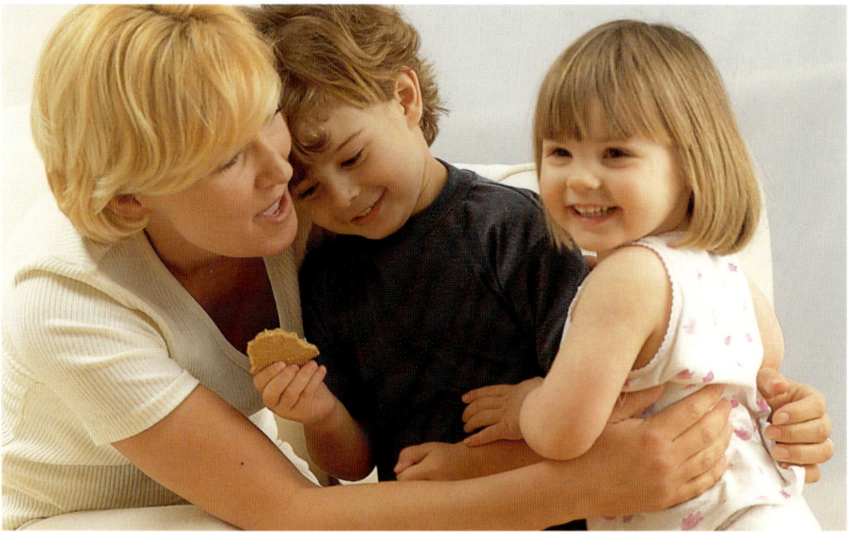

L'ALLAITEMENT PEUT-IL AFFECTER L'INTELLIGENCE?

Il existe certaines preuves selon lesquelles les bébés allaités sont plus intelligents que les bébés nourris au biberon, même si la mesure de l'intelligence est l'une des tâches les plus difficiles en recherche médicale. Est-ce l'acte de l'allaitement qui contribue au développement de l'intelligence ? Est-ce la manière d'établir un contact visuel ? Est-ce l'interaction entre la mère et son bébé ? Ou bien est-ce que ce sont les ingrédients contenus dans le lait maternel ?

Certaines études ont observé des bébés prématurés nourris au lait maternel par un tube. Ils ont donc pu observer le facteur des ingrédients, détaché de celui de l'interaction. Évidemment, il faut aussi prendre en compte les facteurs sociaux et héréditaires. Si les parents des bébés allaités observés ont un Q.I. de plus de 150, personne n'est étonné si l'enfant est aussi intelligent. Toutefois, toutes les études sérieuses montrent que les bébés allaités - qu'ils aient été nourris à partir d'un tube ou au sein - tendent à surpasser les bébés nourris au biberon.

Il semble que les ingrédients contenus dans le lait maternel sont responsables en partie d'une intelligence supérieure. L'autre part serait attribuable à l'interaction entre le bébé et sa mère.

POURQUOI L'ALLAITEMENT EST SI BÉNÉFIQUE

À la naissance, le cerveau de votre bébé est relativement petit. Par contre, au cours de ses deux premières années de vie, le cerveau grandit plus que jamais. Le lait maternel contient un assemblage complexe d'acides gras à chaîne longue qui, on le sait, sont essentiels au développement et à la croissance du cerveau des nourrissons, particulièrement les zones associées à l'intelligence. Les acides gras à chaîne longue sont maintenant ajoutés à certaines marques de préparations lactées et certaines études ont montré que cela faisait une différence (quoique d'autres études n'aient au contraire montré aucune différence). Puisque les acides gras à chaîne longue proviennent de sources non humaines, il ne peuvent être identiques à ceux du lait maternel. Pour cette raison, leur fonction est probablement différente aussi.

LES AVANTAGES POUR LA MÈRE

Comme nous l'avons vu, l'allaitement est, et a toujours été, la manière normale de nourrir un bébé depuis le début de l'évolution de l'espèce humaine.

Tous les changements que vos seins ont subi à la puberté sont survenus pour vous préparer à allaiter. Puis, pendant le grossesse et après la naissance, votre corps a présumé que c'est ce que vous feriez (consultez les pages 20 et 21).

User de vos seins pour nourrir votre bébé est donc la chose naturelle à faire. D'ailleurs, certaines études ont montré que les avantages protecteurs à long terme s'appliquaient aussi bien à la mère qu'au bébé.

UN BÉBÉ PRÉMATURÉ ET MALADE A BESOIN DE VOTRE LAIT MATERNEL

Les petits bébés, les bébés les plus vulnérables, les bébés prématurés et les bébés malades ont aussi besoin du lait maternel. Même si vous ne pouvez le nourrir au sein directement, vous pouvez rester en contact avec lui en lui offrant votre lait que vous aurez exprimé dans un tube, un gobelet ou un biberon. Ce peut être un lien important qui contribuera à vous rapprocher de votre bébé et vous aidera à mieux assumer plus tard votre condition de parent. Pour plus de détails sur cette manière de procéder, consultez les pages 98–99 et 102–103.

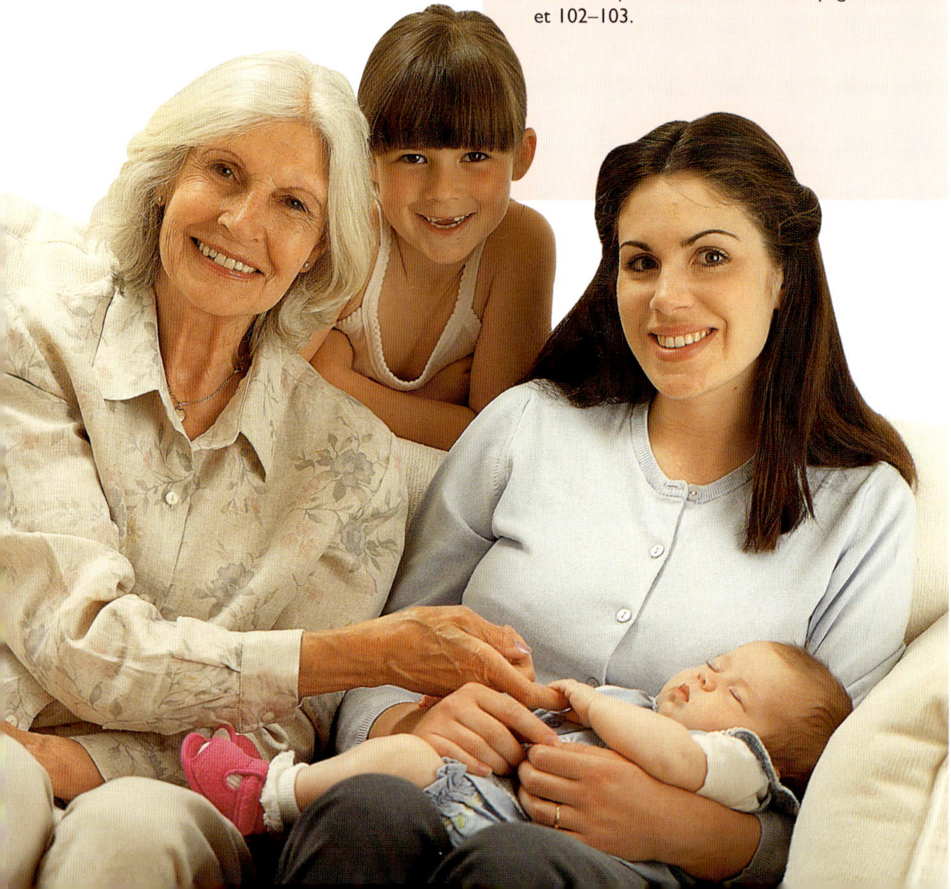

COMMENT L'ALLAITEMENT AIDE LA FEMME

L'allaitement a sur le corps des effets hormonaux pouvant protéger de certains problèmes au cours de la vie. Ne pas allaiter, ou ne pas allaiter pendant une longue période, pourrait laisser votre profil hormonal optimal inachevé et vous exposer à des risques de maladies. Les femmes qui allaitent :

- sont moins susceptibles de développer un cancer du sein avant la ménopause. Il semble même que plus longtemps vous allaitez, mieux c'est ! Vous pouvez donc additionner vos mois d'allaitement si vous avez plus d'un enfant.
- sont moins susceptibles de développer un cancer des ovaires.
- sont moins susceptibles de souffrir de fractures en milieu de vie et plus tard (problème courant en raison de l'ostéoporose, cette maladie des os qui affecte les femmes plus âgées).

LES MÈRES AUSSI APPRÉCIENT L'ALLAITEMENT !

L'allaitement libère des endorphines – ces substances à effet psychotrope et apaisantes naturelles – dans le système sanguin. Lorsque l'allaitement se passe bien, plusieurs femmes affirment qu'il est apaisant. Ce qui ne veut pas dire que vous serez à tel point apaisée que vous en serez somnolente. C'est bien loin de cela. Ce sentiment subtil de bonne humeur existe probablement pour que les mères apprécient l'allaitement – c'est un peu comme la manière de la nature de s'assurer que vous en retiriez en certain plaisir et que vous le poursuiviez plus longtemps.

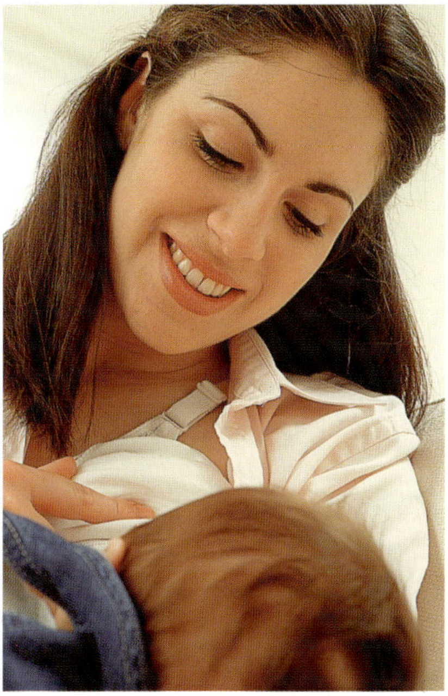

En plus, le seul fait de voir votre bébé boire votre lait est une satisfaction immense. Les mères affirment souvent ressentir un sentiment de fierté, avoir l'impression qu'en allaitant leur bébé, elles accomplissent un acte spécial et unique.

Dès les débuts, les bébés montrent de plusieurs manières à quel point ils apprécient la chaleur, la sécurité et la proximité que procure l'allaitement. L'expression de ce plaisir peut prendre la forme d'un nouveau-né qui laisse le sein repu et satisfait, l'air ivre de bonheur, ou encore d'un bébé plus âgé qui sourit devant la perspective d'un boire au sein, ou encore d'un tout-petit effrayé par un cauchemar dont les craintes disparaissent lorsqu'il prend le sein.

Par surcroît, vous savez que vous offrez bien plus que du lait de qualité supérieure lorsque vous allaitez. Et cela vous rend heureuse. Et c'est très bien comme ça ! L'allaitement, c'est après tout la seule chose que vous pouvez faire pour votre bébé, à titre de mère, que personne d'autre ne peut faire à votre place.

ALLAITEMENT FACILE

L'allaitement est-il une contrainte ? Est-ce un acte qui rendra votre vie de nouveau parent étrange et plus exigeante que nécessaire ? L'allaitement est-il une corvée de plus pour laquelle personne ne peut vous aider ?

Les bébés, évidemment, constituent une contrainte, une responsabilité qui se prolongera généralement pendant les 20 premières années... Les besoins de votre enfant, son avenir, devront toujours être pris en compte dans vos projets, que vous pensiez à demain, à la semaine prochaine, au mois suivant ou même à la décennie qui vient.

LE REPAS TOUJOURS PRÊT DE VOTRE BÉBÉ

Votre lait maternel est toujours disponible, toujours à la bonne température, peu importe que vous soyez à la maison, en voyage ou en visite chez des gens. C'est bien plus pratique que de se déplacer avec un attirail de biberons et de contenants de préparation lactée, et que de vous inquiéter à savoir si vous pourrez utiliser une bouilloire, sans compter les questions d'hygiène là où vous vous trouverez !

Quand les gens affirment que l'allaitement est une obligation, ils veulent dire que vous devez toujours être présente avec votre bébé et que vous ne pouvez partager la tâche avec personne d'autre. On peut penser que l'allaitement vous empêchera d'avoir du plaisir et de profiter de la vie, parce que vous ne pourrez emmener votre bébé partout. C'est vrai. Mais il y a très peu d'endroits où on ne peut emmener un bébé.

L'ALLAITEMENT PEUT ÊTRE SIMPLE

Voici certains faits qui vous rassureront, ainsi que les gens de votre entourage qui expriment des doutes à propos de l'allaitement.

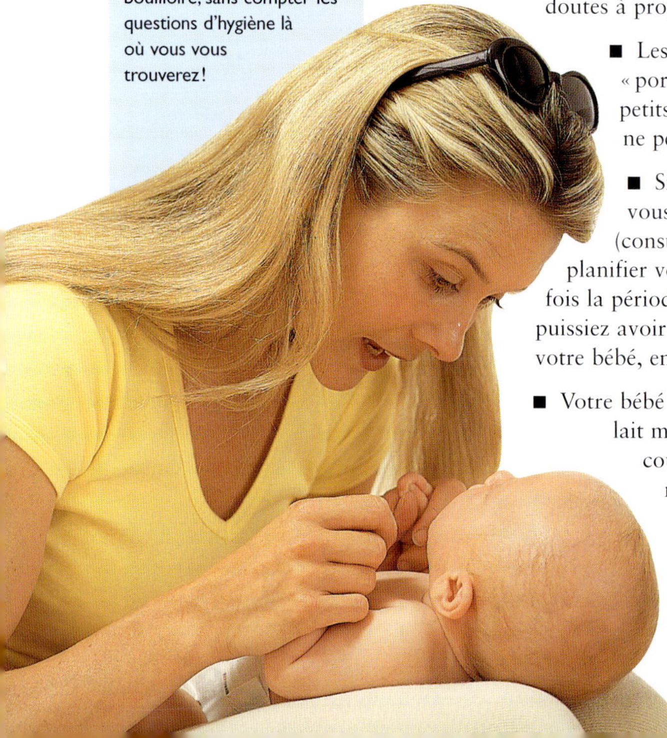

- Les petits bébés sont très « portatifs » et pendant qu'ils sont petits, il y a peu d'endroits où on ne peut facilement les emmener.
- Si vous devez vous absenter, vous pouvez exprimer votre lait (consultez les pages 58 et 59) et planifier votre journée pour qu'une fois la période nouveau-né passée, vous puissiez avoir un peu de temps à l'écart de votre bébé, entre les boires.
- Votre bébé s'alimente uniquement de lait maternel pendant une très courte période : quatre à six mois. Le reste des 18 à 20 années sous la responsabilité de ses parents, il sera de plus en plus indépendant.

I

L'ALLAITEMENT N'EST-IL PAS UN TRAVAIL EXIGEANT ?

Évaluez le travail que requiert l'allaitement (c'est-à-dire vous asseoir ou vous étendre et allaiter et même faire autre chose avec la main qui vous reste) en comparaison du travail acharné qui consiste à :

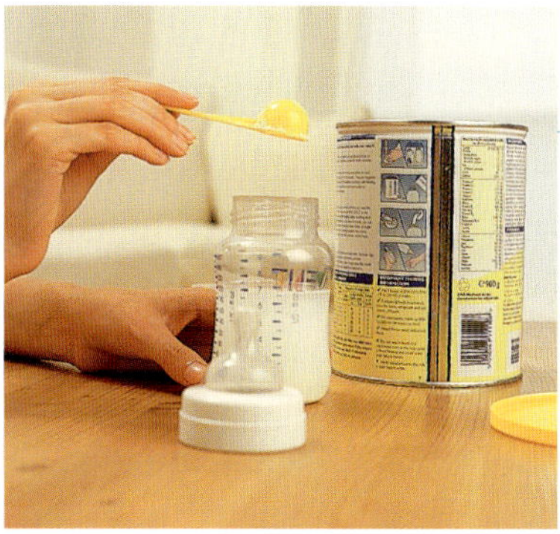

- laver les biberons, les tétines et autres accessoires
- les rincer
- les stériliser
- préparer les biberons
- les réchauffer avant un boire
- laver beaucoup plus de vêtements pour votre bébé (parce que la préparation lactée régurgitée sur les vêtements a une forte odeur en comparaison du lait maternel qu'on n'a qu'à essuyer avec un linge et qui ne laisse pas d'odeur)

L'idée selon laquelle personne ne peut vous aider à prendre soin de votre enfant si vous allaitez est fausse. Il existe un bon nombre de tâches que vous pouvez partager avec votre partenaire, ou lui déléguer, et il n'est même pas question de cuisine, de lessive et de repassage ! Par exemple, le bain et le changement de couches sont des manières pour les pères d'apprendre à connaître leur bébé et de lui donner des soins physiques, et de développer l'interaction (en passant, les couches d'un bébé allaité sont beaucoup moins odorantes que celles d'un bébé nourri au biberon).

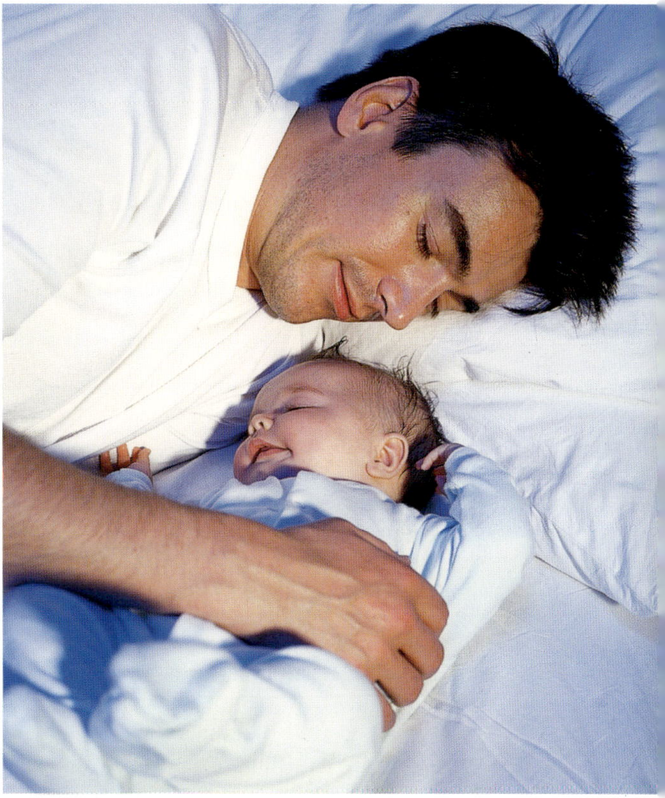

Un jeune bébé a besoin de beaucoup de caresses et de réconfort, et pas seulement pendant qu'il est nourri. Le partenaire et les autres membres de la famille peuvent se rapprocher de votre bébé de cette manière et, par la même occasion, vous donner un peu de répit bien mérité. Votre bébé apprendra par la même occasion que l'amour se présente sous plusieurs formes et que des aliments et boissons n'en font pas toujours partie.

PRÉPARATION

Un des premiers signes de grossesse est le changement des seins. Les changements hormonaux associés à la conception ont un effet presque immédiat sur les seins. Une quantité accrue de sang est fournie aux seins qui commencent, très progressivement, à préparer la production du lait et les tissus qui l'entreposeront.

SIGNES DE GROSSESSE

Certaines femmes constatent un ou plusieurs de ces signes avant même le premier mois sans menstruations.

- Les mamelons et les aréoles deviennent plus foncés.
- Les seins sont plus sensibles, voire douloureux.
- Les tubercules de Montgomery, qui ressemblent à des petits points sur les mamelons, deviennent plus évidents. Ceux-ci sont en fait les points de sortie de petites glandes sébacées qui sécrètent un liquide pour attendrir la peau des seins et la garder souple.

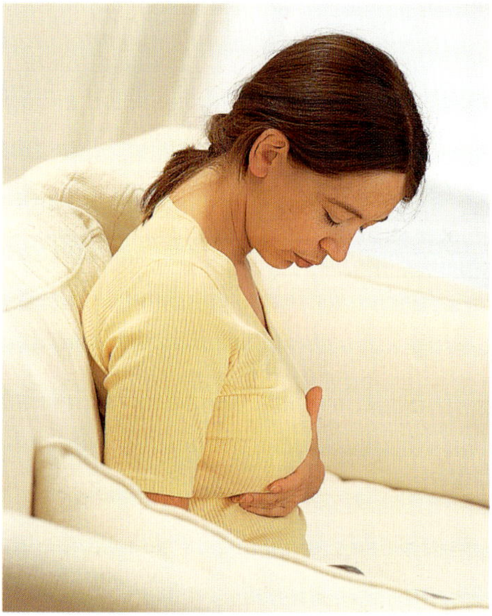

Avec le temps, au fur et à mesure que la grossesse progresse, les seins peuvent sembler plus gros et plus fermes qu'avant. Les mamelons et les aréoles tendent à s'assombrir puisque les pigments qui leur donnent leur couleur deviennent plus foncés. La forme du mamelon peut aussi changer : les mamelons jusque-là plats tendent à ressortir. Les seins de certaines femmes laissent même parfois échapper un peu de colostrum pendant les dernières semaines ou les derniers mois de la grossesse. Bien sûr, il n'y a pas lieu de s'inquiéter.

PRENEZ SOIN DE VOS SEINS PENDANT LA GROSSESSE

On vous a peut-être conseillé de « renforcer » vos mamelons en les frottant vigoureusement avec une serviette, par exemple. Il n'existe toutefois aucune preuve de l'efficacité de cet exercice, qui peut même s'avérer désagréable.

Si vous avez des pertes de colostrum, vous pouvez porter des coussinets d'allaitement vendus en pharmacie. Par contre, la majorité des femmes ne s'en formalisent même pas.

Si le colostrum sèche sur vos mamelons, il disparaîtra sans effort avec un peu d'eau tiède. Évitez de laver vos mamelons avec du savon, qui risque de les assécher en retirant le sébum naturel qui hydrate votre peau.

ET LES SOUTIEN-GORGES ?

Il n'y a rien de sorcier à propos des soutien-gorges. Ils doivent être confortables, sans plus. Certaines femmes en portent parce qu'elles apprécient la silhouette qu'ils procurent. Mais peu importe la raison, si vous souhaitez porter un soutien-gorge, choisissez-le confortable.

Vers le septième ou huitième mois de grossesse, il est judicieux de penser à acheter un soutien-gorge d'allaitement puisque vos seins ne devraient plus vraiment grossir à partir de ce moment. Et surtout parce que vous n'aurez plus envie de courir les magasins plus tard. La plupart des soutien-gorges d'allaitement ou de maternité sont munis d'attaches et de bretelles qui vous permettront de gagner ces centimètres d'espace supplémentaire dont vous aurez peut-être besoin une fois votre bébé né, et de rajuster le soutien-gorge lorsque vous n'aurez plus besoin de tout cet espace !

LES VERTUS DE L'AJUSTEMENT

Vous devez essayer plusieurs soutien-gorges avant de faire votre choix. Assurez-vous que les bretelles ne vous lacèrent pas les épaules et que l'attache dans le dos ne remonte pas.

Essayez d'attacher et de détacher les bonnets d'une seule main. Est-ce facile ? Que vous optiez pour un bonnet qui s'ouvre, un soutien-gorge à attache avant ou muni de bonnets à glissière, peu importe, c'est une question de préférence. Assurez-vous seulement que rien ne fait pression sur votre peau et que le bonnet n'est pas trop serré puisque c'est une cause potentielle de blocage des conduits (consultez les pages 68 et 69).

Si vos seins sont relativement petits ou moyens, vous pourrez vous en tirer avec un soutien-gorge standard. Lorsque viendra le temps d'allaiter, vous n'aurez qu'à dénuder un sein à la fois, par le haut du bonnet. Mais encore une fois, assurez-vous que rien ne fait pression sur vos seins.

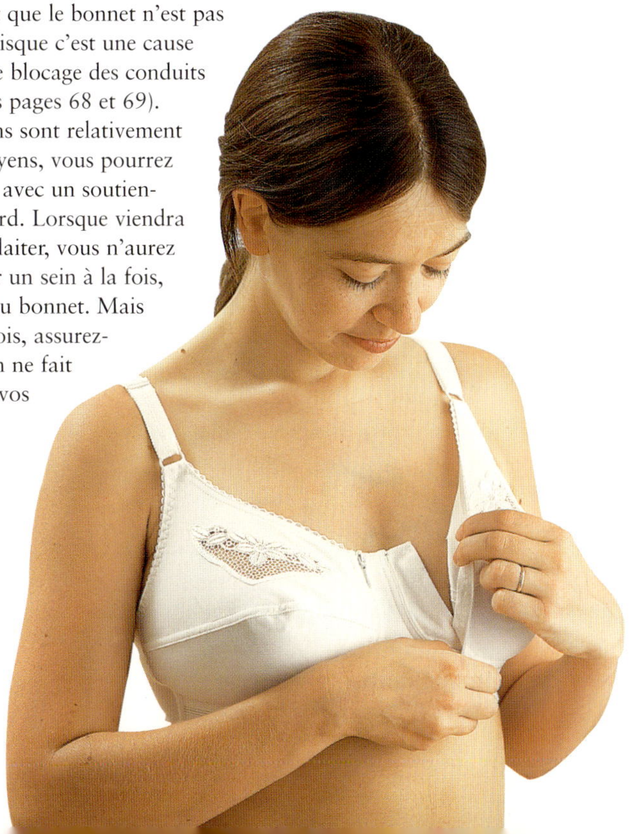

POUR VOUS METTRE EN CONFIANCE

Si l'allaitement est nouveau dans votre vie, voici comment développer la confiance qui vous aidera à faire de l'allaitement un succès.

■ Lisez au sujet de l'allaitement et apprenez-en le maximum.

■ Discutez avec d'autres mères qui allaitent.

■ Joignez-vous à un groupe de mères ou de parents qui deviendront peut-être les amis dont vous aurez besoin.

■ Posez des questions à propos de l'allaitement lors de vos cours prénatals.

■ Discutez avec une sage-femme de vos angoisses et posez-lui toutes les questions qui vous traversent l'esprit.

■ Demandez aux femmes de votre famille de partager avec vous leur expérience de l'allaitement. Si l'expérience a été négative, tâchez de savoir pourquoi.

■ On offre dans certaines régions des cours spéciaux sur l'allaitement. Parlez-en à votre sage-femme, à votre médecin ou à un professionnel de la santé de votre région.

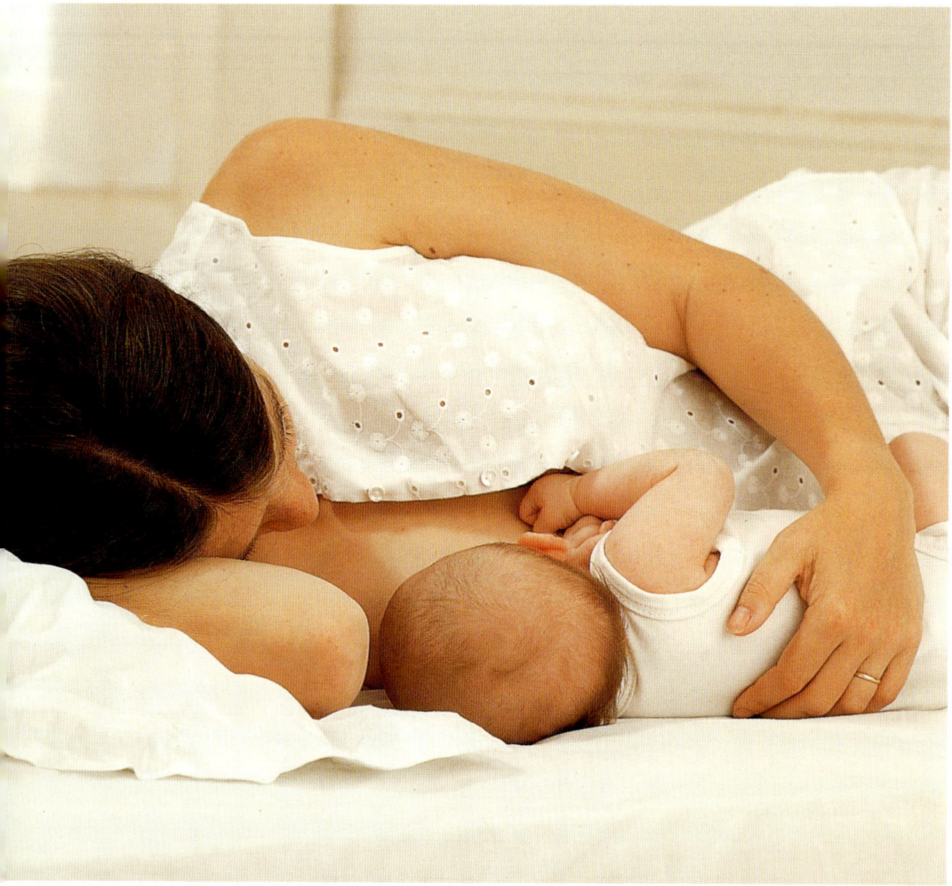

LES DÉBUTS

L'allaitement ne s'apprend pas en un jour et, pour plusieurs mères et bien des bébés, c'est un temps de contrariétés et de défis. Pour d'autres, cela se passe facilement et en douceur. Avoir un bébé est engageant sur le plan émotif ; c'est pourquoi les problèmes d'alimentation peuvent sembler insurmontables. Vous pouvez rapidement vous sentir très nerveuse et incompétente si vous pensez que vous ne faites pas ce qu'il faut.

La plupart des problèmes liés à l'allaitement sont temporaires et comportent des solutions. Il existe plusieurs façons de vous aider et d'aider votre bébé. D'ailleurs, tous les professionnels de la santé que vous pouvez consulter devraient vous donner toute l'information et le soutien dont vous avez besoin pour que l'allaitement de votre bébé soit réussi.

L'allaitement évolue chaque jour et on ne peut établir une liste des bonnes et mauvaises manières qui puisse convenir à tous les cas. Nous vous présentons ici l'information de base sur le fonctionnement de l'allaitement et sur vos attentes probables ; ce n'est pas un mode d'emploi à suivre à la lettre.

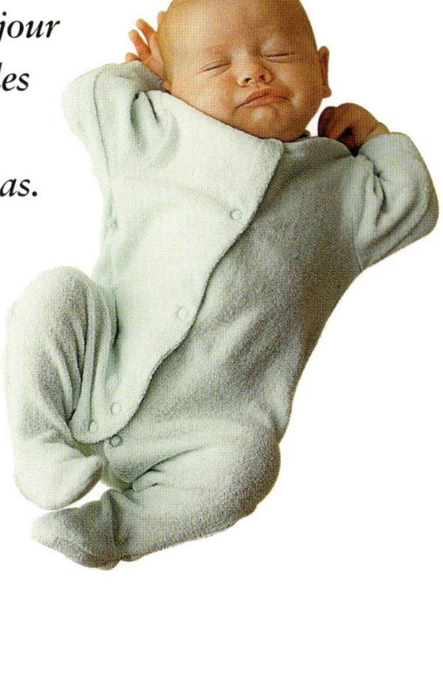

2

LE PREMIER BOIRE

À moins que votre bébé n'ait besoin de soins médicaux immédiats et urgents, vous pouvez lui donner le sein dès la naissance. Que vous ayez subi une césarienne (consultez la page 38), que votre bébé soit né à l'aide de forceps ou d'une ventouse, qu'on vous ait administré des antidouleur ou non, que vous ayez eu un très long ou un très court travail, rien de tout cela ne compte. Vous pouvez tenir votre bébé bien collé sur vous et lui offrir le sein.

Par contre, tous les nouveaux-nés n'ont pas nécessairement envie d'être nourris; certains parce qu'ils ont été affectés par la naissance ou par les médicaments antidouleur qu'on vous a administrés, ce qui les rend plutôt somnolents ou désintéressés. De nos jours, dans la plupart des hôpitaux, la sage-femme ou l'infirmière qui vous a accompagnée et aidée à donner naissance à votre enfant se fera un plaisir de vous aider à trouver une position confortable pour que votre bébé ait toutes les chances de commencer à faire connaissance avec vous - votre odeur, votre visage et votre voix - et d'apprécier la chaleur, le sentiment de sécurité que lui procure la proximité de votre sein.

Avertissement!

Même aux premiers instants de l'allaitement, veillez à ce que votre bébé soit positionné de manière à ne pas blesser vos mamelons. Consultez les pages 32 à 35.

LE RÉFLEXE DES POINTS CARDINAUX

Les bébés alertes ont le réflexe des points cardinaux. Ce qui signifie qu'ils semblent chercher le sein en tournant la tête, en ouvrant la bouche et en faisant des mouvements de succion; ils cherchent réellement le sein. Ils sont aussi capables de téter et d'avaler, ces deux réflexes se manifestant dès la naissance. Ils sont donc prêts pour le premier repas.

Si vous placez votre bébé au sein, il tètera et stimulera ainsi la libération d'oxytocine, l'hormone responsable des contractions. Cela vous aidera à expulser le placenta.

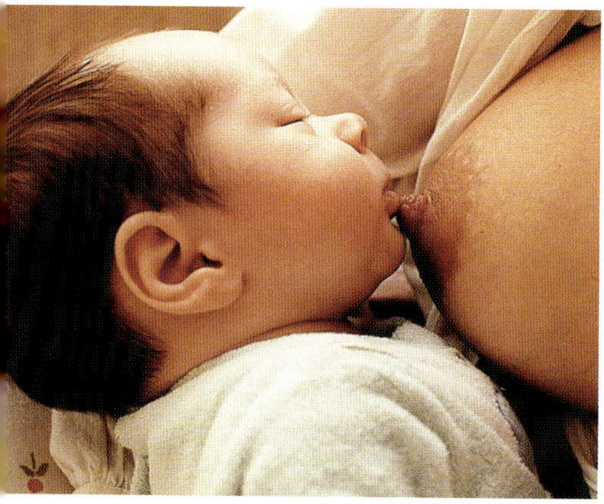

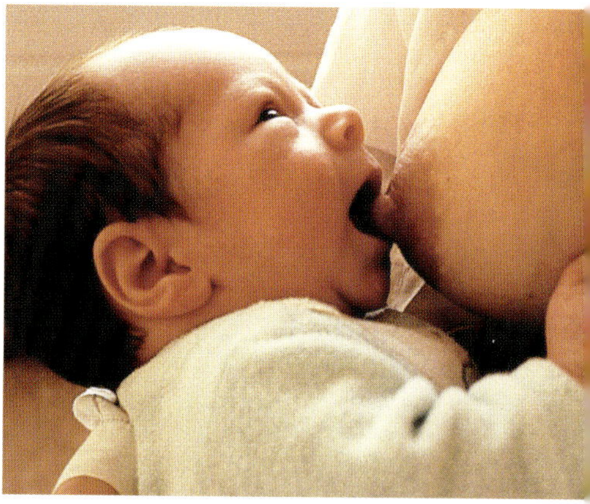

SE PRÉPARER À L'ALLAITEMENT

Lorsque votre bébé prend le sein pour la première fois, il absorbe le colostrum qui était dans vos seins au moment de la naissance. La tétée stimule la production de lait (consultez les pages 26 à 29). Dès que le placenta est expulsé, votre corps réagit en produisant de la prolactine, l'hormone productrice du lait. À partir de ce moment et au cours des quelques jours qui suivent, le colostrum est progressivement remplacé par le lait.

Profitez de ce temps pour accueillir votre bébé et savourer le sentiment de paix et de joie qui vous envahit à l'idée de connaître votre nouvel enfant. Soyez patiente. Laissez votre bébé décider du moment où il veut boire et ne vous inquiétez pas s'il boit peu. Il n'y a pas d'urgence.

QU'EST-CE QUE LE COLOSTRUM?

Vos seins produisent du colostrum, un liquide de grande valeur, riche en anticorps, pour répondre aux besoins de votre nouveau-né. Il a des propriétés laxatives qui aident votre bébé à se débarrasser du méconium présent dans son intestin. Le colostrum prépare aussi son tube digestif à recevoir le lait maternel. De plus, les anticorps qu'il contient lui procurent une protection unique contre les risques existant dans son nouvel environnement: le monde extérieur. La couleur du colostrum varie. Il peut être épais et d'apparence crémeuse, ou liquide et pâle comme la paille, transparent ou opaque. On l'appelle aussi parfois « l'or liquide ».

Le colostrum n'est pas présent en grandes quantités. Et c'est bien comme ça puisque les nouveau-nés ont rarement besoin - ou envie - d'une grande quantité de liquide. Même si vous n'avez pas l'intention d'allaiter, c'est une bonne chose que de donner le colostrum à votre bébé.

2

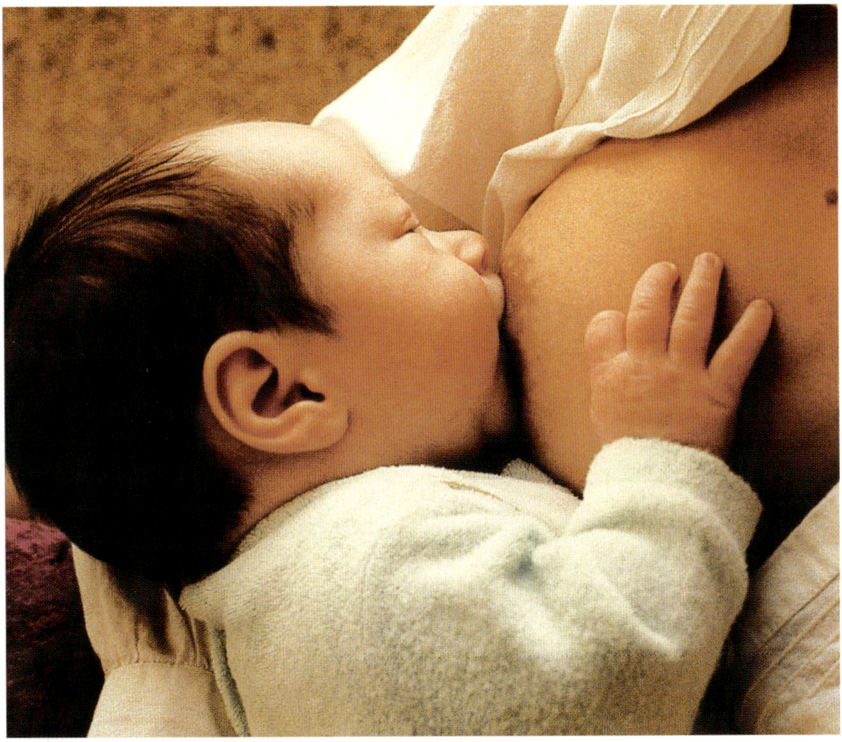

PRODUCTION DU LAIT MATERNEL

Vous produisez du lait pour votre bébé, que vous ayez l'intention d'allaiter ou non. La « chaîne de production du lait maternel » entre en opération et quelques jours (le nombre de jours peut grandement varier) après la naissance, le colostrum dans vos seins est remplacé par le lait. Tout cela est possible grâce à l'influence de l'hormone « productrice » de lait, la prolactine. Si votre bébé est prématuré, au plus tard quelques jours après la naissance, vous produirez du lait : les seins ont la capacité de produire du lait après environ six mois de grossesse.

ÉJECTION

Le lait maternel est fabriqué dans les seins et conservé dans des petites pochettes appelées alvéoles. L'alvéole mène au conduit dans lequel le lait « voyage ». Et lorsque le bébé tète, le lait jaillit au travers de minuscules trous au bout du mamelon. Il y a des petits réservoirs, derrière le mamelon, dans lesquels le lait s'accumule afin d'être prêt instantanément pour le bébé, peu importe l'heure ou l'endroit.

Par contre, pour boire efficacement, le bébé doit s'assurer que le lait conservé dans le sein pourra emprunter les conduits. C'est ce qui se passe grâce au réflexe d'éjection permettant au lait d'être « éjecté » des alvéoles. On le nomme aussi réflexe d'évacuation du lait.

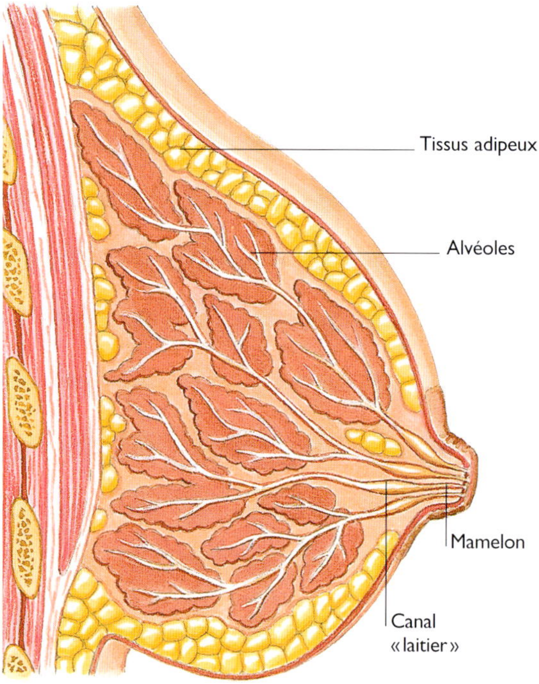

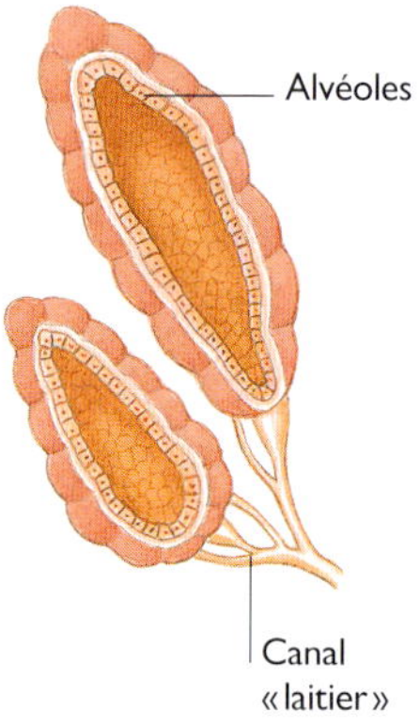

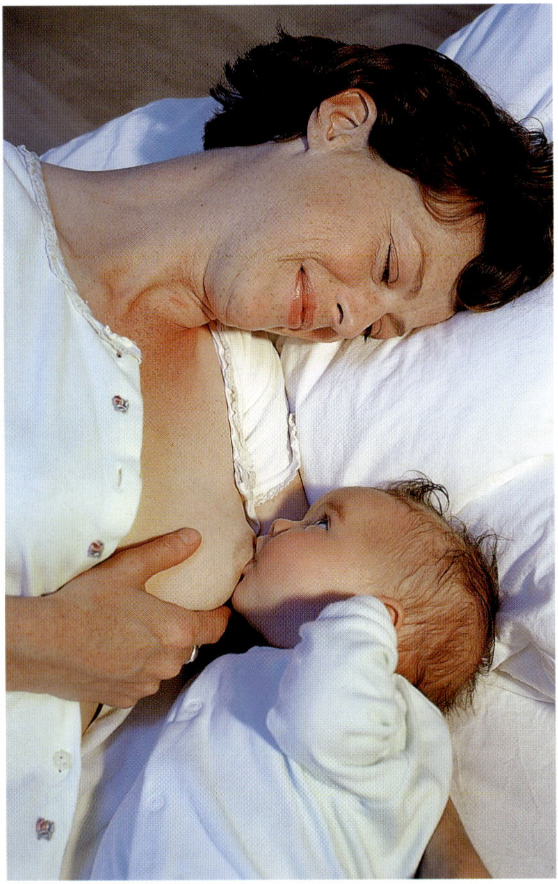

L'ÉJECTION EST-ELLE DOULOUREUSE ?

Non. Certaines femmes sentent un léger picotement, non-douloureux, aux seins. D'autres, une chaleur ou une montée de lait. Les autres, rien du tout.

Au cours des premiers jours, des douleurs peuvent se manifester dans l'utérus, puisque l'allaitement favorise sa contraction. C'est naturel. En fait, c'est une manière de plus dont l'allaitement vous aide.

Si une douleur est présente, elle n'est généralement que brève et bien éphémère. Si la douleur est importante et qu'elle persiste, il est bon de prendre du paracétamol ou de l'acétaminophène.

2

COMMENT FONCTIONNE L'ÉJECTION

Lorsque votre bébé prend le sein, s'il est correctement positionné (consultez les pages 32 à 35), le mouvement de ses mâchoires, de sa langue et de sa bouche stimulent les terminaisons nerveuses des mamelons. Ces terminaisons envoient un message à l'hypophyse à la base du cerveau pour que celle-ci sécrète l'hormone oxytocine qui voyage dans le système sanguin jusqu'aux seins.

L'oxytocine est l'hormone qui provoque les contractions de l'utérus et qui, ultimement, vous aide à pousser votre bébé pendant le travail jusqu'à la naissance. Elle fonctionne un peu de la même façon pendant l'allaitement. Par contre, cette fois, l'oxytocine travaille directement sur les cellules du minuscule muscle des alvéoles.

Les cellules du muscle se contractent, ce qui éjecte littéralement le lait qui se rend ensuite dans les canaux. Lorsque l'éjection se produit normalement, elle survient très rapidement après les premières succions du bébé et peut s'avérer très puissante, au point d'éjecter le lait en un jet.

EST-CE QUE J'AURAI SUFFISAMMENT DE LAIT ?

Le seul fait d'allaiter produit plus de lait pour votre bébé. Exprimer le lait de vos seins en nourrissant votre bébé indique à votre corps qu'il faut en produire plus pour le remplacer. En fait, laisser le lait dans les seins sans l'exprimer réduit la quantité produite. Cela se produit parce que le lait lui-même contient une hormone qui met un frein à la production. C'est pourquoi, contrairement à la croyance, le fait de laisser plus de temps entre les boires n'aidera pas vos seins à se gorger de lait. En fait, cela réduit la production de lait puisque vous transmettez les mauvais messages à votre corps. Vous lui dites : produis moins, pas plus. À court terme, vos seins vous sembleront pleins ; à long terme, ils produiront moins de lait.

LAISSEZ VOTRE BÉBÉ ÉTABLIR LE RYTHME

Laisser votre bébé téter lorsqu'il en a envie plutôt que de programmer ses boires aura pour effet de :

- garantir que votre corps comprend qu'un surplus de lait est nécessaire.
- vous permettre d'être à l'aise puisque vos seins ne sont pas engorgés.
- Permettre à votre bébé d'absorber le lait dont il a besoin – le retirer du sein avant qu'il n'ait terminé peut empêcher cela et rendre impossible la production d'une quantité suffisante de lait.

Souvenez-vous que vous produirez naturellement du lait pour votre bébé mais que votre corps ne saura qu'il doit continuer à produire que si vous lui « dites » de poursuivre la production en nourrissant votre bébé ou en exprimant votre lait (consultez les pages 58-59).

En tétant efficacement (consultez les pages 32 à 35), le bébé joue son rôle de premier plan. Le réflexe d'éjection est stimulé et les réservoirs à l'intérieur des seins sont alimentés grâce au mouvement de sa langue et de ses mâchoires.

Votre bébé et vous êtes partenaires et apprenez ensemble à faire fonctionner votre corps le mieux possible, autant dans votre intérêt que dans celui de votre bébé.

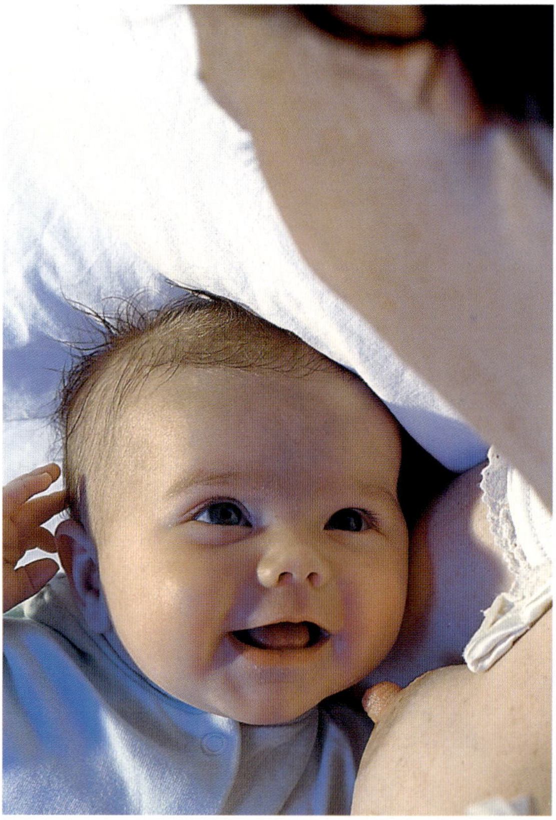

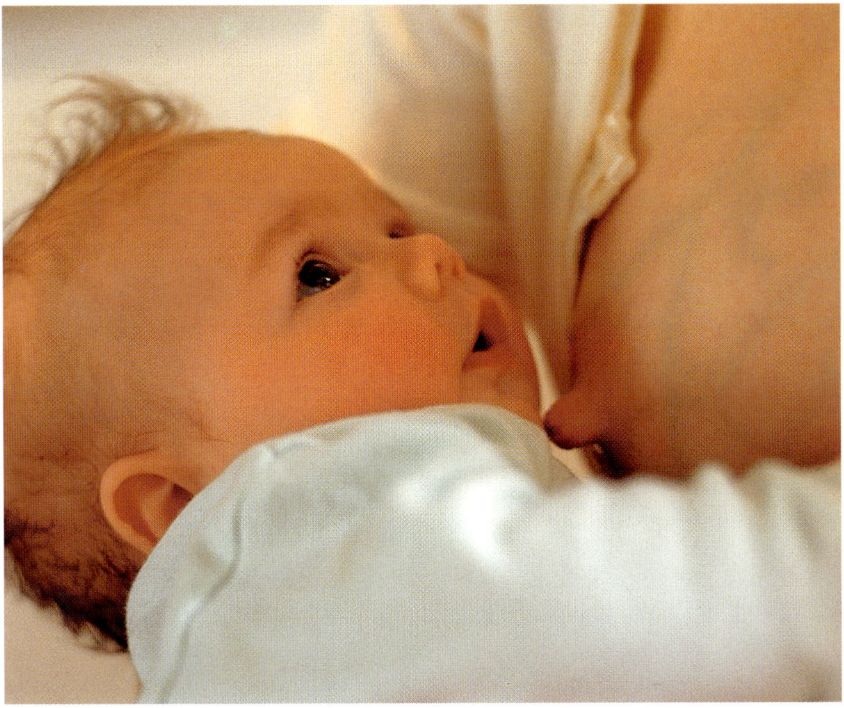

PREMIER LAIT ET LAIT EN FIN D'ALLAITEMENT

Le lait disponible au début du boire, qui est déjà dans les réservoirs et dans les canaux de vos seins, contient une proportion élevée d'eau. Le lait des cellules d'entreposage est plus gras. Et ce n'est pas parce que les seins produisent deux sortes de lait ! C'est le même lait. Pourtant, les composants les plus gras tendent à coller aux alvéoles et ont besoin du stimulus de l'éjection.

Nul besoin de vous inquiéter : votre bébé obtiendra le lait dont il a besoin, dans des proportions appropriées. Vous n'avez qu'à le laisser au sein aussi longtemps qu'il le souhaite et le faire boire quand il semble le « réclamer ». L'équilibre se fera de lui-même. Par contre, si vous le retirez du sein après un temps donné et arbitraire, vous risquez de limiter la quantité de lait plus gras qu'il obtient. C'est une des raisons pour lesquelles les bébés nourris selon un horaire strict et limité risquent de ne pas se développer comme les autres. Ils n'obtiennent pas le lait riche en calories dont ils ont besoin pour grandir.

L'ALIMENT PRÊT-À-SERVIR ULTIME !

Plus vous donnez le sein, plus vous produisez de lait. Ce qui veut dire que les mères de jumeaux produisent deux fois plus de lait (consultez les pages 96-97) parce qu'elles allaitent deux fois plus. Mais aussi que les mères de bébés qui ne boivent pas bien - ou pas du tout - peuvent avoir besoin d'exprimer du lait pour que le « message » de production continue d'être transmis aux seins.

LES PREMIERS JOURS

La manière normale de prendre soin d'un nouveau-né - du moins celle qui est adoptée depuis des milliers de générations - consiste à rester près de lui et à lui proposer toutes les occasions possibles de prendre le sein et d'apprendre à vous connaître. Après une naissance à l'hôpital, vous êtes généralement dans un lit et votre bébé est dans un lit de plastique, emmailloté dans des couvertures, et non contre votre corps.

Plusieurs bébés dorment pendant de longues périodes après la naissance. Cela est d'autant plus vrai si vous avez été traitée contre la douleur à l'aide de médicaments telle la diamorphine. Le problème dans ce cas est que le sommeil prolongé retarde le début de l'allaitement et peut donc rendre la mise en œuvre de l'allaitement plus difficile.

Que votre bébé soit somnolent ou non, gardez-le près de vous, emmailloté avec vous dans le lit ou dans un fauteuil. Il n'aura pas besoin de beaucoup de couvertures ou de vêtements puisque vous le garderez au chaud contre votre corps, contre votre peau, alors que vous faites doucement connaissance.

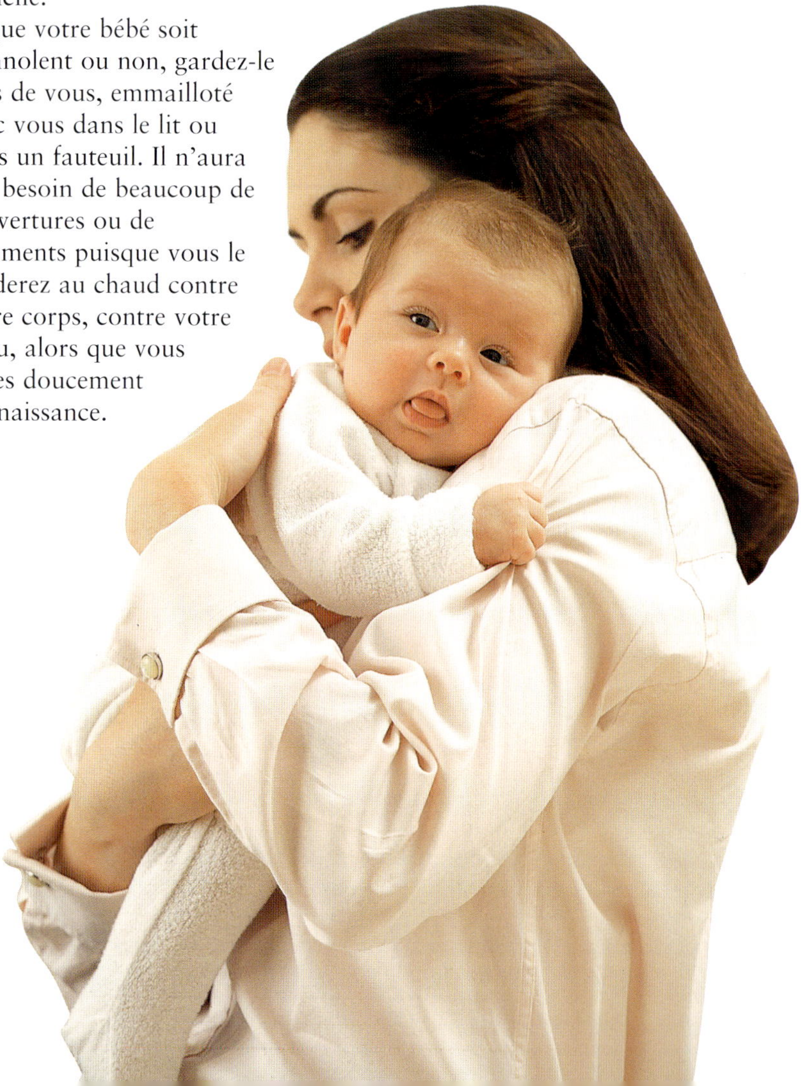

APPRENDRE À ALLAITER

À moins d'être très sûre de vous, demandez qu'on vous aide à trouver une position confortable au sein pour votre bébé. Vous aurez peut-être besoin d'aide pour vous asseoir ou vous étendre confortablement, surtout si vous avez des points de suture ou que vous avez accouché par césarienne. Pour tous les détails sur la manière dont votre bébé doit prendre le sein pour boire efficacement et avec le plus grand bonheur, consultez les pages 32 à 35.

Ne vous inquiétez pas si tout vous semble étrange au début. Vous vous améliorerez rapidement puisque l'allaitement est généralement très fréquent, particulièrement pendant les premiers jours. Vous et votre bébé deviendrez donc de plus en plus qualifiés ; c'est une question d'heures... Il n'y a pas d'urgence et rien n'est parfait. Si vous ne réussissez pas parfaitement au premier essai, surtout n'angoissez pas.

LE LAIT APPARAÎT...

Quelques jours après l'accouchement, le lait apparaît. C'est la montée qui indique que vos seins ont commencé à produire du lait, et parce qu'il y a plus de lait en termes de quantité, par rapport au colostrum, vos seins vous sembleront peut-être plus gros. En fait, il n'y a pas que le lait qui les remplit. Une augmentation importante de l'approvisionnement en sang et en liquide fait aussi gonfler les seins dans les jours qui suivent la naissance.

Si votre bébé boit beaucoup, tète et avale efficacement, vous ne remarquerez peut-être pas que vos seins sont plus « remplis ». Il arrive pourtant à certaines femmes qui produisent beaucoup de lait ou dont les bébés ne boivent pas souvent de souffrir d'engorgement. L'engorgement est inconfortable, voire douloureux parce que les seins deviennent durs et que le bébé a de la difficulté à prendre le sein, justement parce qu'il est complètement rempli et dur.

L'engorgement cesse presque toujours lorsque votre bébé commence à boire plus et plus souvent. Si cela ne suffit pas, consultez les pages 70-71.

VOTRE BÉBÉ CHANGE AUSSI

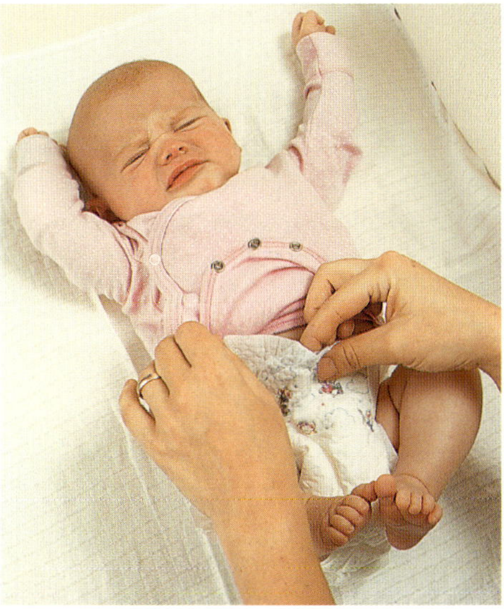

Il est fréquent de voir un bébé qui dormait beaucoup devenir plus éveillé et alerte après les premiers jours, et se mettre à boire plus. Vous verrez comment votre lait ainsi que son ingestion changent en observant ses selles.

Au fur et à mesure que son intestin se nettoie, que votre bébé digère et métabolise votre lait, vous observerez des selles noires, ensuite brunes, pour finalement passer de vertes à jaunes. En fait, les selles molles et jaune brillant sont reconnues comme celles d'un bébé allaité.

LA BONNE MÉTHODE

Vous possédez le lait, votre bébé souhaite le boire. Reste à faire fonctionner ensemble ces deux dispositions. En théorie, cela ne devrait pas être trop difficile. Pourtant, en pratique, bien des mères qui allaitent sont précisément préoccupées par ceci.

2

PRENDRE LE SEIN

Une prise du sein efficace et heureuse est la clé du succès d'un allaitement réussi. « Mon bébé ne veut pas prendre le sein » ou « Mes mamelons sont douloureux », ou encore « Mon bébé ne reste pas au sein » sont des difficultés fréquentes en cours d'allaitement. Dans certains cas, elles ont été suffisantes pour pousser des mères à abandonner l'allaitement.

N'oubliez pas que la période d'adaptation à l'allaitement est courte et que bientôt, vous allaiterez les deux yeux fermés ! En attendant, pendant que votre bébé et vous apprenez, il y a matière à un peu plus de réflexion. Voici comment veiller à ce que votre bébé prenne le sein de manière à ne pas blesser vos mamelons, mais surtout de manière à lui procurer un boire satisfaisant.

■ Assoyez-vous confortablement, les épaules relâchées, une boisson froide à portée de la main. Il est beaucoup plus facile d'allaiter avec des vêtements amples et légers qu'avec plusieurs épaisseurs de chandails ajustés.

■ Tenez votre bébé contre vous, poitrine contre poitrine, et allongez-le en travers de votre corps. Un coussin sur les genoux est bien utile puisqu'il soulève le bébé et vous évite de courber le dos. Faites des essais avec et sans coussin.

■ Votre bébé ne doit pas avoir besoin de tourner ou de soulever la tête pour boire. Lorsque sa bouche est fermée, son nez devrait être à la hauteur de votre mamelon. Mais ce ne sera pas le cas si sa bouche est déjà ouverte, ce qui risque d'arriver s'il est pressé de boire !

■ Lorsque la bouche de votre bébé est grande ouverte, approchez-le de votre sein et « alignez » le mamelon et la partie supérieure de sa bouche.

Si votre bébé prend le sein correctement, cela ne devrait pas être douloureux (il arrive que certaines femmes aient mal même avec une bonne prise de sein, voir pages 68-69). Il sera alors en mesure de prendre le lait à l'aide de ses mâchoires et de sa langue. Son menton touchera la portion inférieure de votre sein et son nez sera appuyé sur la partie supérieure.

N'OUBLIEZ PAS !

Poitrine contre poitrine, votre bébé au sein. N'essayez pas de pourchasser la bouche de votre bébé avec votre mamelon ou d'enfoncer votre mamelon dans sa bouche à demi ouverte. Vous réussirez probablement à le faire pénétrer mais cela sera douloureux et votre bébé ne pourra peut-être pas téter efficacement.

Prise du sein incorrecte

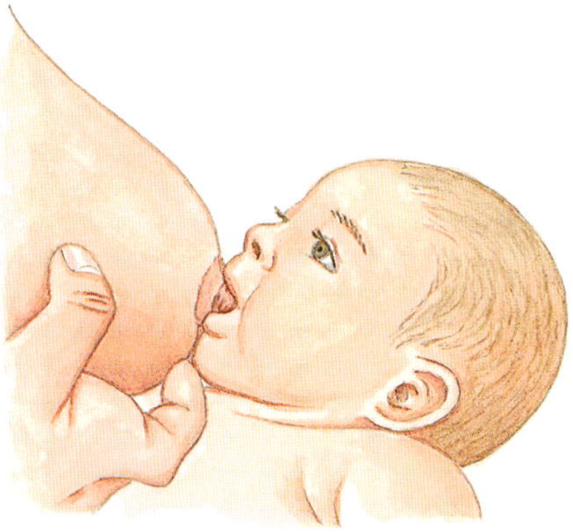

Prise du sein correcte

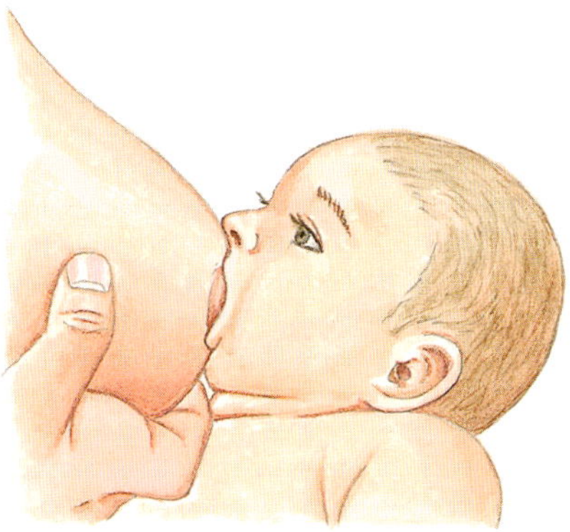

À NE PAS FAIRE :

■ Essayer de nourrir votre bébé s'il pleure ou hurle – les bébés adeptes de l'allaitement peuvent changer la position de leur langue alors qu'ils s'approchent du sein. Par contre, les bébés « en formation » ne peuvent prendre le sein pendant qu'ils pleurent parce que leur langue est trop loin dans leur bouche. S'il pleure, votre bébé a d'abord besoin de réconfort.

■ Essayer de tirer le menton de votre bébé vers le bas pour qu'il prenne mieux le sein – la seule manière efficace est la sienne.

■ Être inquiète si votre bébé et vous avez besoin de nombreuses tentatives.

■ Être inquiète parce que le nez de votre bébé est plongé dans votre sein (c'est parfois à cela que la scène ressemble !). Ses narines sont évasées et son nez camus, sa respiration est donc facile.

■ Placer vos doigts près de votre mamelon ou à tout endroit où ils s'interposeraient avec la prise de sein.

■ Enfoncer vos doigts dans vos seins – cela pourrait déformer votre mamelon alors que votre bébé le prend dans sa bouche.

TOUJOURS

■ Retirer votre bébé s'il ne prend pas le sein correctement et essayer de nouveau.

■ Vous détendre pour allaiter les épaules relâchées, sans tension dans vos bras.

■ Demander à une personne familière avec l'allaitement ce qu'il faut observer pour déterminer si votre bébé prend le sein correctement si vous n'en êtes pas certaine.

PREND-IL LE SEIN CORRECTEMENT ?

Vérifiez que votre bébé prend bien le sein en le regardant téter mais aussi en vous demandant si vous êtes à votre aise. Il commencera probablement à téter rapidement puis ralentira le rythme et la déglutition mais le fera à pleines mâchoires. Et c'est nécessaire puisqu'il doit négocier avec tout un sein !
En fait, votre mamelon doit être au fond de sa bouche. S'il ne l'est pas, cela sera probablement douloureux pour vous puisque le bout du mamelon frottera contre le palais du bébé. Vous pouvez observer le travail des muscles des mâchoires sur les côtés de son visage. De temps à autre, il peut augmenter le rythme puis ralentir de nouveau la cadence. Pour plus d'informations à savoir comment aider un bébé qui refuse de boire, consultez les pages 64 à 67.

AUTRES CONSEILS UTILES

■ Certains bébé détestent être emmaillotés pendant qu'ils boivent. Laissez leurs bras bouger librement.

■ D'autres sont distraits par leurs bras qui bougent et placent leurs mains dans le chemin. Vous aurez peut-être besoin d'un drap ou d'une couverture pendant que votre bébé apprend à gesticuler de manière réfléchie.

■ Si vous avez de gros seins ou des seins mous, il peut être approprié de soutenir votre sein par dessous avec votre main.

■ Si vous êtes engorgée (consultez la page 31), vous devrez peut-être assouplir vos seins en exprimant délicatement un peu de lait (consultez les pages 58 et 59) ; cela aidera votre bébé à prendre le sein.

■ Assurez-vous que les vêtements – les vôtres et ceux de votre bébé – ne gênent pas.

BONNE POSITION

Si votre bébé adopte une bonne position, cela contribuera à :

■ prévenir la douleur et les mamelons gercés

■ garantir un bon allaitement, avec stimulation du réflexe d'éjection, retrait efficace du lait par le bébé, donc stimulation d'un bon approvisionnement et prévention des canaux obstrués et des mastites (consultez les pages 68 à 71)

■ faire de votre bébé un bébé heureux, à l'aise, confiant et intéressé par l'allaitement au sein

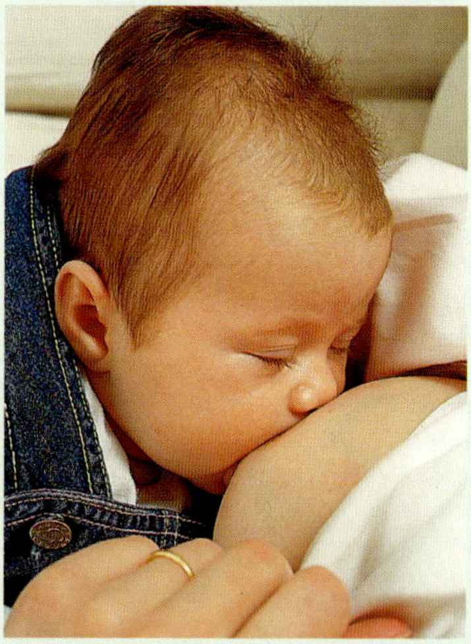

POSITIONS POUR L'ALLAITEMENT

Vous développerez probablement vos préférences et trouverez votre position de prédilection, tout comme votre bébé d'ailleurs. Faites des essais pour trouver la position la plus confortable pour vous. Ajoutez oreillers ou coussins au besoin, et préparez-vous à des changements au fur et à mesure que votre bébé grandit et grossit.

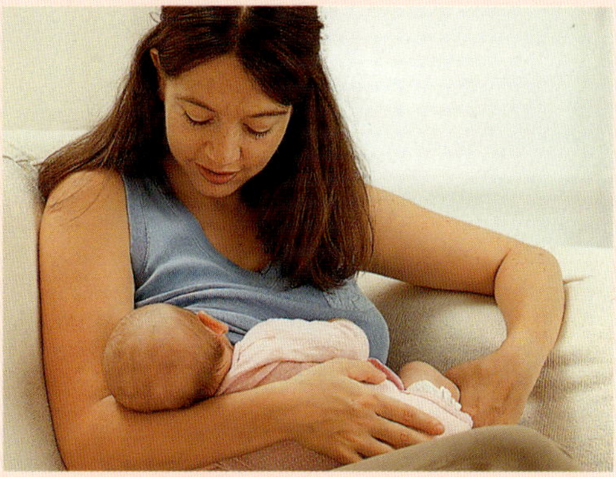

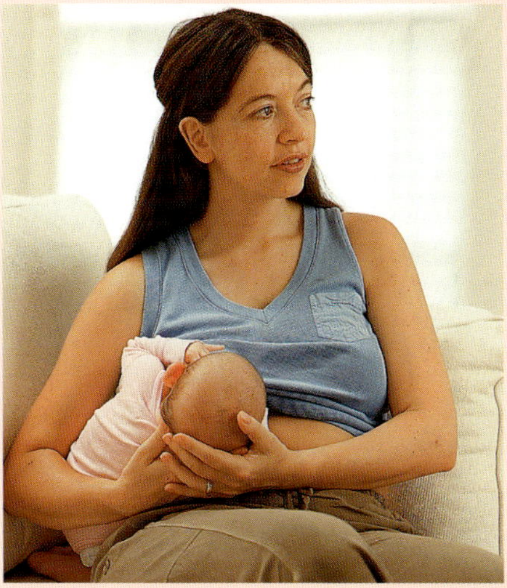

■ Soutenez votre bébé avec un bras ou l'autre, et tenez le sein avec l'autre main, au besoin. Il n'y a pas de bonne ou de mauvaise manière, dans la mesure où votre bébé peut prendre le sein sans se contorsionner.

■ Une possibilité est la position dans laquelle le corps de votre bébé est placé sous votre bras, comme si vous teniez un ballon de football ou de rugby.

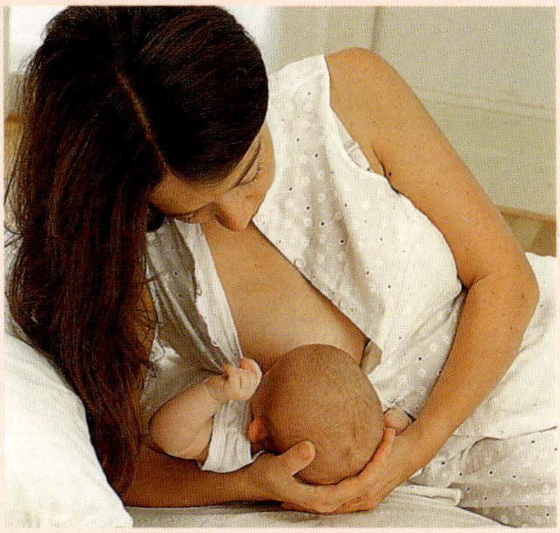

■ Vous pouvez allaiter allongée sur le côté, votre bébé allongé dans le même sens. Cette position est souvent appréciée par les femmes qui ont eu une césarienne ou des points de suture.

2

STRUCTURE ALIMENTAIRE DU BÉBÉ

La manière la plus naturelle de nourrir votre bébé est d'ignorer l'horloge et de vous laissez guider par les signaux qu'il manifeste. Ces signes vous indiquent qu'il aimerait être nourri. Chez un jeune bébé, les désirs et les besoins se confondent. Et parce qu'il ne peut vous dire par des mots qu'il a faim, soif, ou qu'il a besoin de caresses, il vous le fait savoir de la seule manière dont il dispose : en attirant votre attention par ses pleurs, ses bruits, ses cris, ses gestes et mouvements.

Certains experts croient que les pleurs sont l'expression de la faim dans la mesure où le bébé n'est pas constamment proche de la mère, comme dans d'autres sociétés. Dans ces sociétés où les bébés sont constamment allaités et transportés par leur mère la plupart du temps, les bébés ne pleurent que rarement pour être nourris.

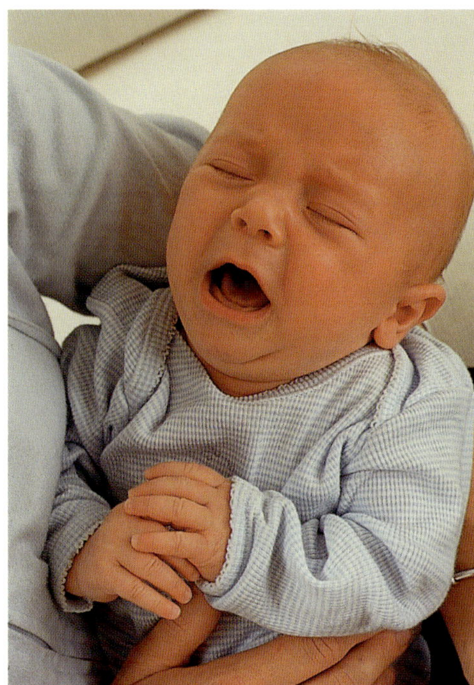

En Occident, nous avons tendance à faire les choses différemment tout simplement parce que nous avons perdu cette habitude et non parce que notre façon de faire est meilleure. De manière générale, votre bébé passe au moins une partie de ses journées et de ses nuits dans un lit d'enfant ou dans un berceau, et il devra pleurer pour que vous veniez le nourrir.

Les bébés boivent au sein plusieurs fois par jour lorsqu'ils sont jeunes, et il est normal de perdre le compte d'une journée à l'autre. En fait, si vous allaitez quand votre bébé le demande, vous lui donnerez le sein probablement entre 8 et 15 fois par période de 24 heures, même si certains boires seront résolument plus courts que les autres.

UN SEIN OU LES DEUX ?

Laissez votre bébé décider s'il prend un sein ou les deux. Donnez-lui le premier sein aussi longtemps qu'il le voudra, puis offrez l'autre. Il le prendra ou non. Cela est sans importance. Au prochain allaitement, commencez par le sein « sous-utilisé » ou non utilisé.

SOMMEIL

Au cours des premiers jours et des premières semaines, votre bébé dormira vraisemblablement souvent le jour aussi bien que la nuit. Et il fera de courtes siestes entre les boires, et parfois même pendant les boires.

Après la première ou les deux premières semaines, la durée de sommeil ininterrompu pendant la nuit risque d'être plus longue. Les boires la nuit ne sont pas pour autant moins importants, moins essentiels. Vous devez vous attendre à allaiter votre bébé deux à trois fois pendant la période où vous êtes au lit. Dormir dans le même lit que votre bébé ou dans la même pièce facilite donc grandement l'allaitement.

Parfois, vous aurez l'impression que votre bébé s'est endormi au sein. Il laisse le sein, semble complètement endormi et souhaiter rester ainsi. Mais après une ou deux minutes, il revient à ses esprits et redemande le sein. C'est tout à fait normal.

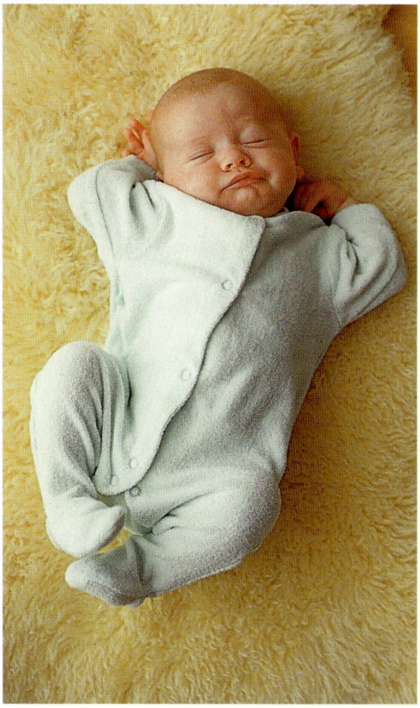

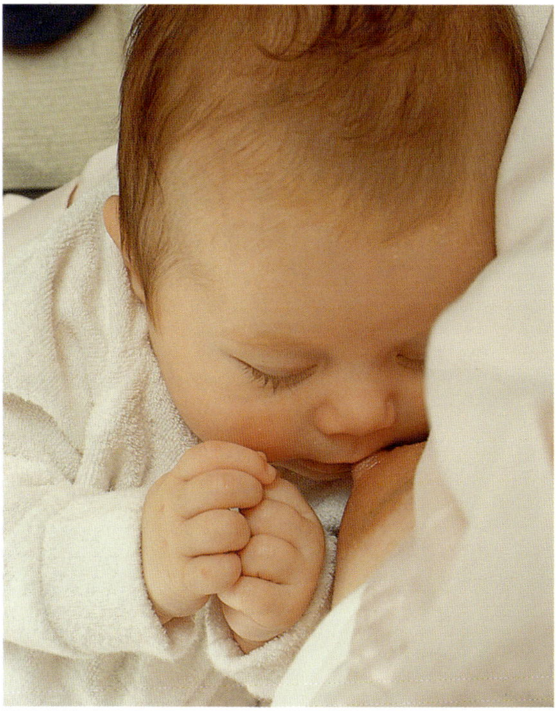

LONGS BOIRES

Les boires ne sont pas normaux lorsque le bébé prend par exemple plus de 40 minutes pour sembler satisfait ou repu, surtout s'il redemande le sein peu de temps après et qu'il ne semble jamais complètement repu. Un long boire occasionnel est normal. C'est lorsque cela devient une habitude qu'il y a lieu de s'inquiéter. Un boire qui dure si longtemps peut être un signe vous indiquant que vous avez besoin d'aide (consultez les pages 62 et 63).

2

LES BÉBÉS AUX SOINS SPÉCIAUX

Environ un bébé sur sept doit subir des soins spéciaux, et même si les interruptions sont généralement brèves, cela vous empêche d'allaiter votre bébé chaque fois qu'il le souhaite. Si votre bébé subit des soins spéciaux, discutez de son alimentation et de ses soins avec le personnel soignant et dites-leur que vous souhaitez allaiter.

Si vous ne pouvez nourrir votre enfant directement au sein, vous devrez exprimer votre lait. Une sage-femme ou une infirmière vous montrera comment procéder. Pour commencer, vous pourrez exprimer le colostrum dans un petit contenant, probablement manuellement en raison de sa faible quantité. Plus tard, si vous préférez, vous pourrez utiliser une pompe. Votre bébé peut boire votre lait grâce à un tube, à une seringue, en le buvant ou en le « léchant » à partir d'un contenant, ou encore à l'aide d'un biberon.

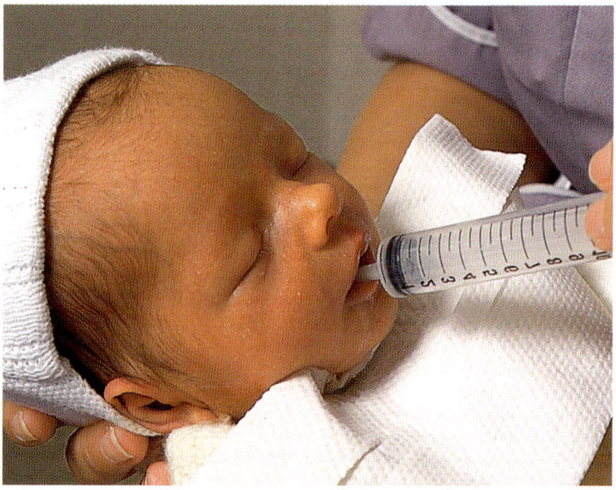

Personne ne peut affirmer avec certitude si la « confusion tétine/sein » existe réellement puisque certains bébés développement l'aptitude de boire au sein ou au biberon sans problème. Toutefois, le biberon facilite les boires volumineux, ce qui peut perturber le bébé en lui donnant l'impression - à tort - qu'il peut toujours en avoir plus.

Poursuivre l'allaitement lorsque votre bébé ne peut boire souvent, ou ne peut pas boire du tout, signifie exprimer régulièrement votre lait. Votre objectif devrait être d'exprimer votre lait plusieurs fois par jour, soit de six à huit fois, dont une fois la nuit.

CÉSARIENNE

Un accouchement par césarienne ne doit pas faire de différence significative dans l'allaitement. On croyait à tort qu'une anesthésie générale retardait la montée de lait mais cela ne semble pas être le cas. Et de toute façon, l'épidurale est beaucoup plus probable que l'anesthésie générale.

Le principal défi pour arriver à un allaitement agréable après une césarienne est celui du confort. Vous vous retrouverez avec des points de suture, un ventre douloureux, peut-être un inconfort dû aux gaz, et vous serez probablement plus épuisée qu'à la suite d'un accouchement par voie vaginale. Vous aurez donc besoin de plus d'aide pour que votre bébé puisse prendre correctement le sein et pour trouver la position dans laquelle vous serez détendue. Ces préoccupations sont celles des premiers jours. Elles passent rapidement au fur et à mesure que la douleur disparaît et que la confiance grandit.

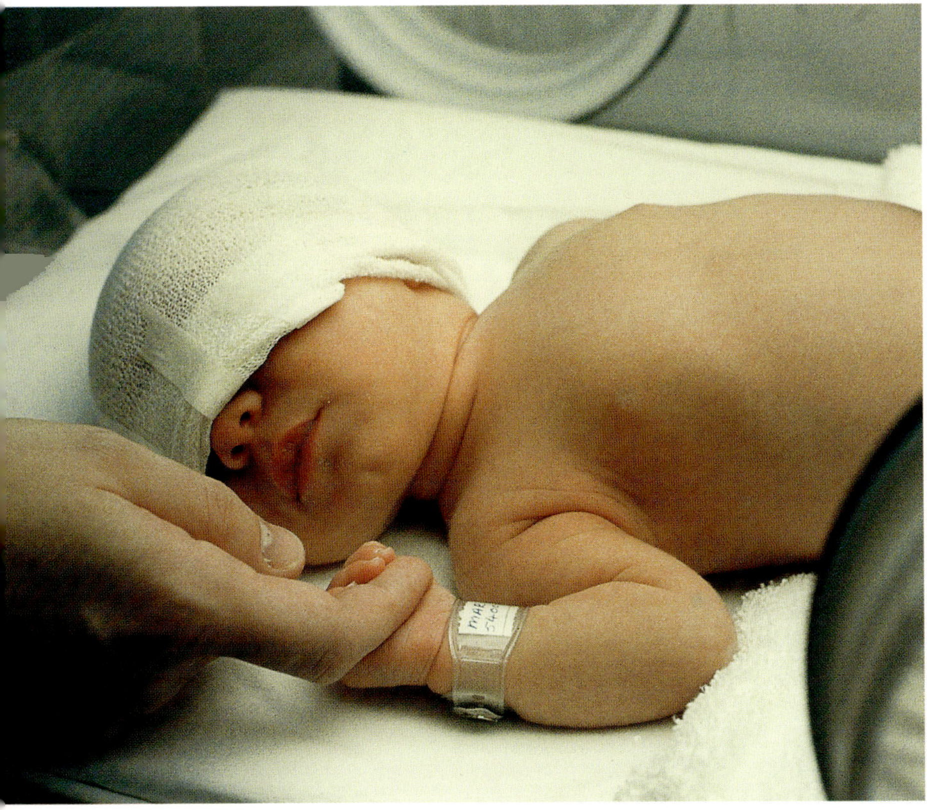

VOTRE BÉBÉ AUX SOINS SPÉCIAUX A BESOIN DE VOTRE LAIT

- Tout ce que vous pouvez faire pour lui est le nourrir, alors qu'il se trouve dans une situation médicale où d'autres personnes, et même des appareils, jouent un rôle primordial.

- Le lait maternel est une arme puissante contre les infections. Les petits bébés vulnérables sont plus à risque que les bébés en bonne santé.

- Particulièrement, l'entérocolite nécrosante néonatale, une maladie du tube digestif qui peut être particulièrement dangereuse chez les petits bébés malades, est beaucoup plus courante chez les bébés qui ne sont pas allaités.

Dans certains cas, le pédiatre responsable de votre bébé voudra peut-être s'assurer qu'il obtienne plus que votre lait et pourra conseiller l'ajout temporaire de préparation lactée à son régime alimentaire. Cela ne veut en aucun cas dire que vous ne pourrez allaiter plus tard.

Vous trouverez plus d'informations sur les moyens d'exprimer efficacement votre lait et à propos des soins à prodiguer à votre bébé prématuré à l'hôpital mais aussi à la maison aux pages 58-59 et 98-99.

2

POUR VOUS METTRE EN CONFIANCE

Comment savoir si l'allaitement de votre nouveau-né se déroule bien ? Faites cette vérification après quelques jours. Vous devriez alors être en mesure de répondre positivement à chaque question.

- Mon bébé est-il alerte et avide de boire au moins six à huit fois par jour ?
- Mouille-t-il plusieurs couches par jour ?
- Ses selles changent-elles d'une journée à l'autre ? Sont-elles devenues molles et de couleur jaune dans les cinq à sept premiers jours ou plus rapidement ?
- Votre bébé laisse-t-il le sein de lui-même, l'air satisfait ?
- Votre bébé se réveille-t-il au moins deux fois par nuit ? (De manière à ce que même la nuit, il ne passe pas plus de trois ou quatre heures sans un boire.)
- Mes mamelons sont-ils indolores et sans gerçures ? Depuis le premier jour, vos mamelons ne devraient pas être douloureux. Si c'est le cas, demandez à quelqu'un de vérifier votre position (consultez les pages 66-67).
- Mes seins ne montrent-ils aucun signe de dureté particulière ou d'engorgement ? (Un sentiment de plénitude, particulièrement juste avant un boire, est normal.)

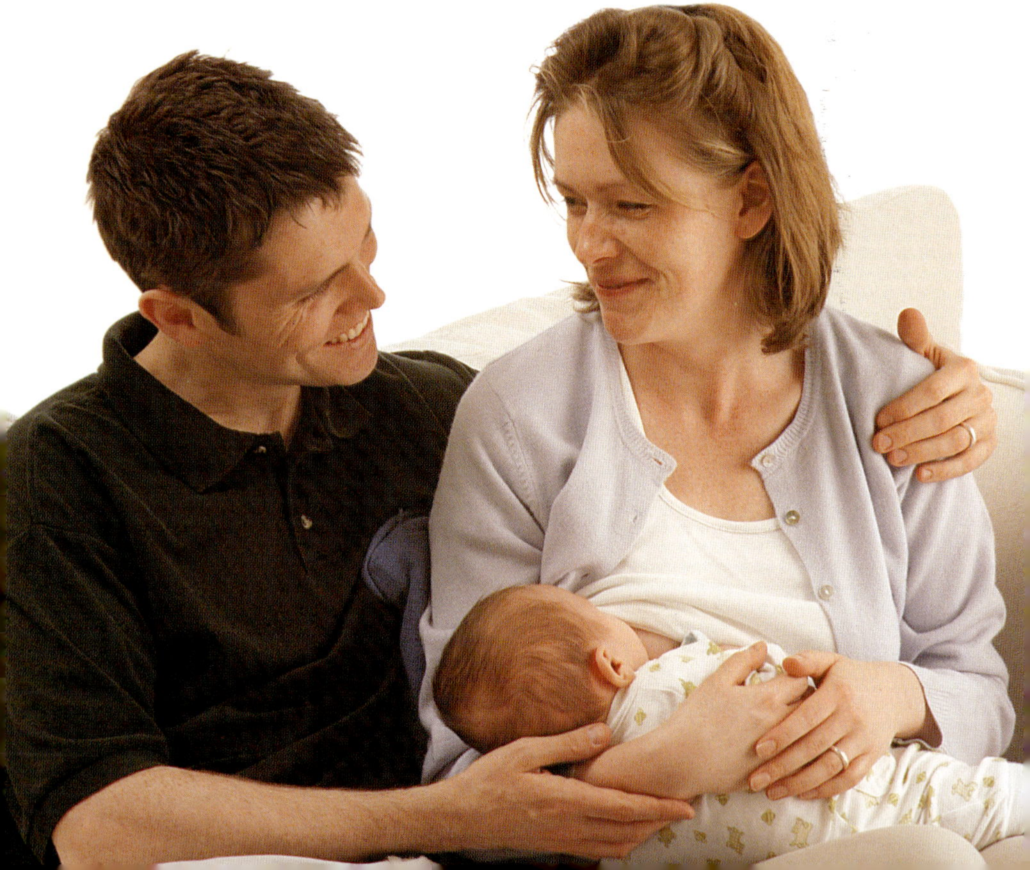

Allaitement au quotidien

Le meilleur allaitement, le plus agréable, est l'allaitement qui se déroule sans préoccupation de méthode, sans angoisse à propos du bébé, et avec aussi peu de pression et de stress que possible.

Une fois que votre bébé et vous avez appris ensemble ce nouveau savoir-faire, l'allaitement devrait être une part détendue, normale et naturelle des soins à votre bébé. Il devrait être une activité que vous appréciez tous les deux et qui devrait bien s'harmoniser avec toutes les autres choses que vous avez envie et besoin de faire.

Nous verrons dans les pages qui suivent si certains aspects de votre vie ont besoin d'adaptation ; si vous devez prendre des mesures particulières pour garantir le succès de l'allaitement ; et comment les autres membres de votre famille risquent de réagir face au fait que vous allaitez. Nous aborderons aussi la question des pleurs et la façon dont la structure du sommeil/éveil affecte l'allaitement.

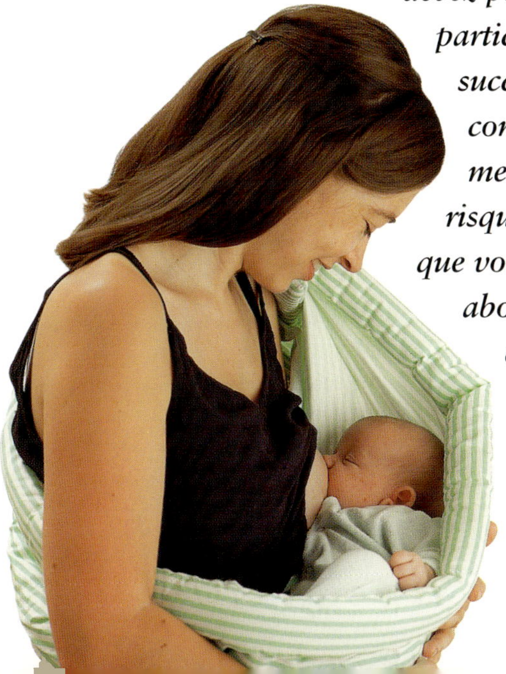

APRÈS LES PREMIERS JOURS

Nous avons vu aux pages 26 à 29 comment la « chaîne de production » du lait maternel doit être commandée pour poursuivre sa production. Vous avez compris pourquoi plus vous allaitez, plus vous produisez du lait. Il est très important de garder cela en tête alors que les semaines passent.

Essayer de combiner biberons de préparation lactée et allaitement n'est généralement pas une manière idéale de garantir un allaitement réussi, même si c'est souvent possible quand votre bébé est plus âgé (consultez les pages 86-87). Donnez-vous, mais donnez aussi à votre bébé et à votre corps, la chance d'établir l'allaitement en allaitant en exclusivité, surtout au début.

En dépit des avantages reconnus de l'allaitement sans aucun autre aliment jusqu'à ce que votre bébé soit assez vieux pour les aliments solides (consultez les pages 80-81), le fait de donner simultanément des biberons atténue les effets positifs de l'allaitement et réduit vos chances de continuer. Une étude britannique a révélé que les mères qui donnaient le biberon alors qu'elles étaient à l'hôpital risquaient trois frois plus de nourrir exclusivement au biberon au moment où leur bébé atteindrait deux semaines que les mères qui allaitaient exclusivement alors qu'elles étaient à l'hôpital. Les experts ont constaté qu'une fois que la mère a commencé à donner le biberon en plus d'allaiter, ou à la place de l'allaitement, ce choix mène généralement à l'abandon de l'allaitement.

POURQUOI EST-CE NÉFASTE ?

■ La préparation lactée remplit l'estomac du bébé et réduit sa faim, ce qui le rend moins susceptible de se réveiller et d'avoir besoin de prendre le sein. La stimulation du sein est donc réduite, puis l'approvisionnement en lait diminue également.

■ La tétine oblige le bébé à téter différemment; le lait sort également du biberon d'une manière différente. Un bébé dont l'expérience d'allaitement n'est pas très positive risque de préférer le biberon. Certaines personnes associent cette attitude à une « confusion mamelon/tétine », d'autres affirment que le bébé fait un choix.

■ Vos propres réactions à cette situation jouent aussi un rôle important. Donner le biberon peut signifier une perte de confiance en vos capacités d'allaiter, surtout si votre bébé s'apaise et dort plus facilement après avoir bu au biberon.

EXPRIMER

Vous pouvez exprimer votre lait maternel en tout temps. Il est d'ailleurs essentiel de le faire si votre bébé ne peut prendre le sein ou s'il a des difficultés à téter.

L'expression du lait aidera à établir un bon approvisionnement en lait. Exprimer le lait ne possède cependant aucune vertu magique et si vous souhaitez développer votre approvisionnement de lait, c'est encore votre bébé qui le stimulera le mieux.

ÉTABLIR L'ALLAITEMENT

Vous pouvez contribuer à l'établissement de l'allaitement en :

■ nourrissant votre bébé au sein aussi souvent que vous le souhaitez ou aussi souvent qu'il semble vouloir prendre le sein.

■ gardant votre bébé près de vous pour être en mesure de répondre à ses signaux.

■ évitant d'utiliser des préparations lactées, de l'eau, du jus ou toute autre boisson que le lait maternel.

■ évitant d'utiliser des suces au moins pendant les premières semaines. Certains bébés satisfont leur besoin de téter avec une suce et tètent moins au sein le temps venu, ce qui réduit d'autant l'approvisionnement en lait.

■ allaitant pendant la nuit. Dormez avec votre bébé ! Pour autant que vous ne fumez pas, que ni vous ni votre partenaire n'a consommé d'alcool ou de drogues. Et dans la mesure où vous ne couvrez pas trop votre bébé de couvertures pour qu'il n'ait pas trop chaud.

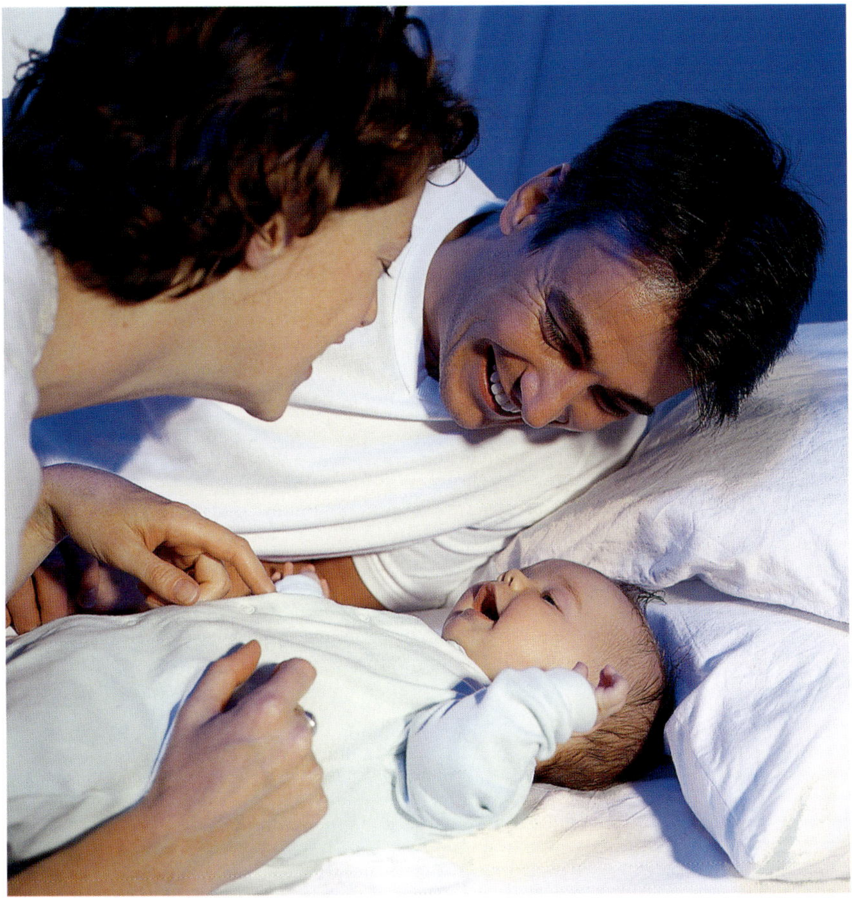

CHANGEMENTS À PRÉVOIR

L'allaitement est un processus en constante évolution. Il change au cours des semaines, des mois et des années, aussi longtemps que vous le poursuivez. Comme votre relation avec votre bébé qui se développe, votre allaitement répond à ses besoins changeants.

VOS SEINS CHANGENT AUSSI

■ Au début, vos seins semblent plus remplis qu'avant la naissance (consultez la page 31). Après quelques jours, ils deviennent plus mous. Pourquoi ?

La première montée de lait, de sang et de liquide remplit les seins. Ensuite, alors que le bébé boit plus souvent, le lait est retiré du sein.

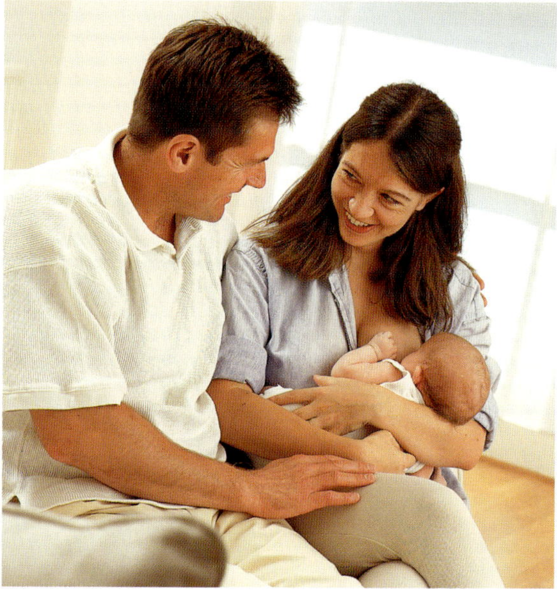

■ Pendant quelques semaines, les seins semblent pleins avant un boire et beaucoup plus mous ensuite. Pourquoi ?

Au début, si vous allaitez votre bébé sans restriction, votre corps a tendance à produire un supplément de lait, autant entre les boires que pendant ceux-ci. Ce qui veut dire que vous entreposez une grande quantité de lait jusqu'à ce que votre bébé le boive (même si vous ne pouvez vraiment vider vos seins).

■ Après quelques semaines – la durée varie énormément d'une femme à l'autre, ce peut être à tout moment entre 2 et 12 semaines ou plus, ce qui constitue un délai normal –, vos seins sembleront plus mous la plupart du temps. Pourquoi ?

Cela survient quand l'allaitement est établi parce que la plus grande partie du lait est produite pendant que le bébé boit et que moins de lait est produit entre les boires. Si vous ne saviez pas que c'était normal, vous pouviez même vous demander « Où est passé mon lait » ? (Consultez les pages 84 à 85).

■ Si vous cesser d'allaiter après un certain temps, vos seins semblent plus mous et plus petits qu'avant votre grossesse. Pourquoi ?

Parce que le gras qui donne aux seins leur forme lorsqu'ils ne servent pas à produire du lait a été remplacé par la production de lait et les tissus d'entreposage, et qu'un certain temps est nécessaire au gras pour s'installer de nouveau.

VOTRE LAIT CHANGE AUSSI

Votre lait est différent d'un boire à l'autre, d'un moment de la journée à un autre. Les études montrent que le contenu en gras, par exemple, varie d'une mère à l'autre, d'un boire à l'autre et même pendant les boires. Un allaitement plus fréquent augmente la teneur en gras du lait.

Les niveaux de protéine contenus dans le lait maternel diminuent au cours de la première année, peu importe ce que la mère mange. La nature a conçu le lait maternel de façon qu'il puisse répondre aux besoins physiologiques d'un bébé qui doit grandir.

LE RÔLE DE LA PROLACTINE

Lorsque l'allaitement se prépare, la prolactine, une hormone, s'avère très importante pour la production du lait. Les niveaux de prolactine chutent pourtant au cours du premier mois suivant la naissance et jusqu'au moment où votre bébé atteint six mois, puis ces niveaux reviennent à la normale, c'est-à-dire aux niveaux d'avant l'allaitement.

Mais vous êtes tout de même en mesure de produire beaucoup de lait à ce moment. Le processus n'est pas encore clairement compris mais il semble que l'établissement de la production de lait dépende du retrait du lait et de l'acte de l'allaitement, et qu'il n'ait presque rien à voir avec la prolactine.

Ce qui explique pourquoi des femmes peuvent recommencer à produire du lait après avoir cessé l'allaitement pendant un certain temps, dans la mesure où le bébé collabore en demandant le sein fréquemment. Il peut ne pas y avoir de prolactine dans le système de la mère mais l'acte de stimuler le sein en tétant suffit (consultez les pages 84-85).

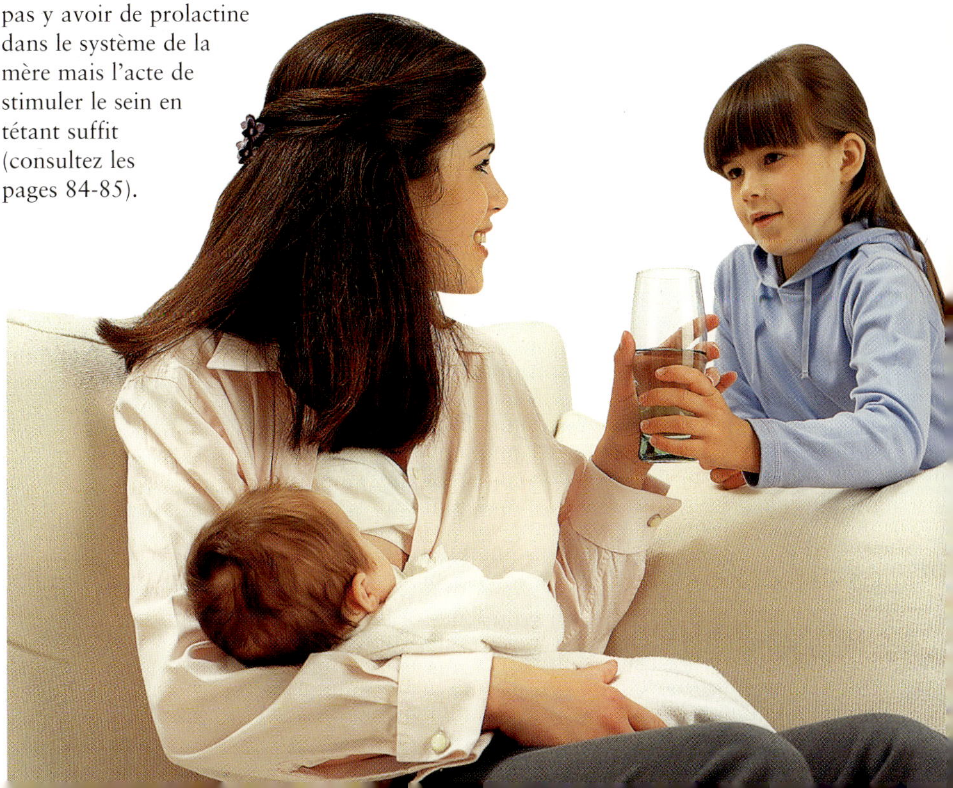

PRENDRE SOIN DE VOUS

LA bonne nouvelle est que vous n'avez aucune raison de vous en faire à propos de la nourriture et des boissons que vous absorbez alors que vous allaitez.

Les femmes de tous les coins du monde, peu importe leur régime alimentaire, produisent un lait de bonne qualité pour leur bébé. Toutefois, la recherche montre que la qualité et la quantité de lait maternel peut diminuer quand les mères adoptent des régimes trop faibles en calories. Il n'est donc pas souhaitable de limiter votre apport calorifique pendant que vous allaitez, autant pour vous que pour votre bébé. Dans des conditions normales, la production de lait maternel dépend donc de la fréquence à laquelle votre bébé stimule votre sein à produire du lait.

J'AI PLUS D'APPÉTIT PENDANT QUE J'ALLAITE…

C'est normal ! L'allaitement brûle les réserves d'énergie. Il est donc fort probable que vous mangerez en allaitant. Et ne vous posez pas de questions : mangez ce dont vous avez envie !

3

Il est impossible de déterminer le nombre de calories supplémentaires dont vous avez besoin pour allaiter. Et il n'est pas non plus possible de calculer la valeur en calories pour la production d'une journée de lait et de déterminer ensuite le nombre de calories qu'une mère doit absorber pour assurer cette production. D'une part, le gras supplémentaire accumulé pendant la grossesse est là pour compenser. D'autre part, le corps est très efficace lorsqu'il s'agit d'utiliser les calories pendant l'allaitement puisqu'il en brûle plus qu'il n'en accumule.

MANGEZ DONC CE QUI VOUS FAIT ENVIE

Le conseil selon lequel il faut éviter les pâtés, les fromages et le lait non pasteurisé alors que vous êtes enceinte (en raison du faible risque de listériose) ne s'applique pas lorsque vous allaitez. Les bactéries du fromage n'atteignent pas le lait maternel.

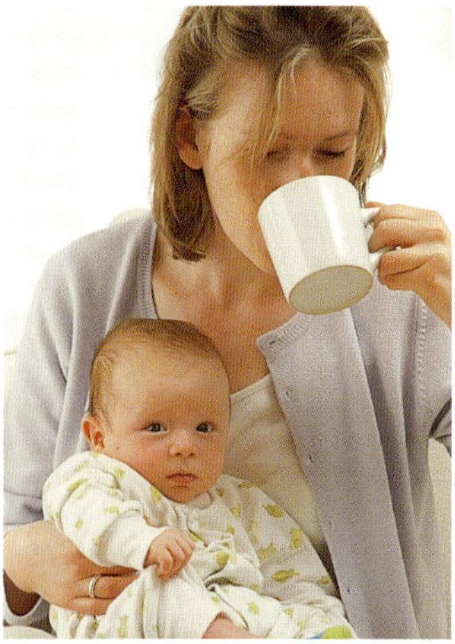

… ET J'AI PLUS SOIF

Tout aussi normal ! Il est plus que normal d'avoir une soif impressionnante pendant l'allaitement. Il est donc très utile d'avoir une boisson froide (pour des raisons de sécurité) à portée de la main pendant que vous allaitez. La plupart des mères considèrent que cette soif tend à disparaître avec le temps.

MANGER DES ALIMENTS SPÉCIAUX ?

Aucun aliment ne possède de propriétés lui permettant de favoriser la production de lait, même si chaque culture compte ses aliments réputés bons pour la production de lait. Mangez donc ce qui vous fait envie.

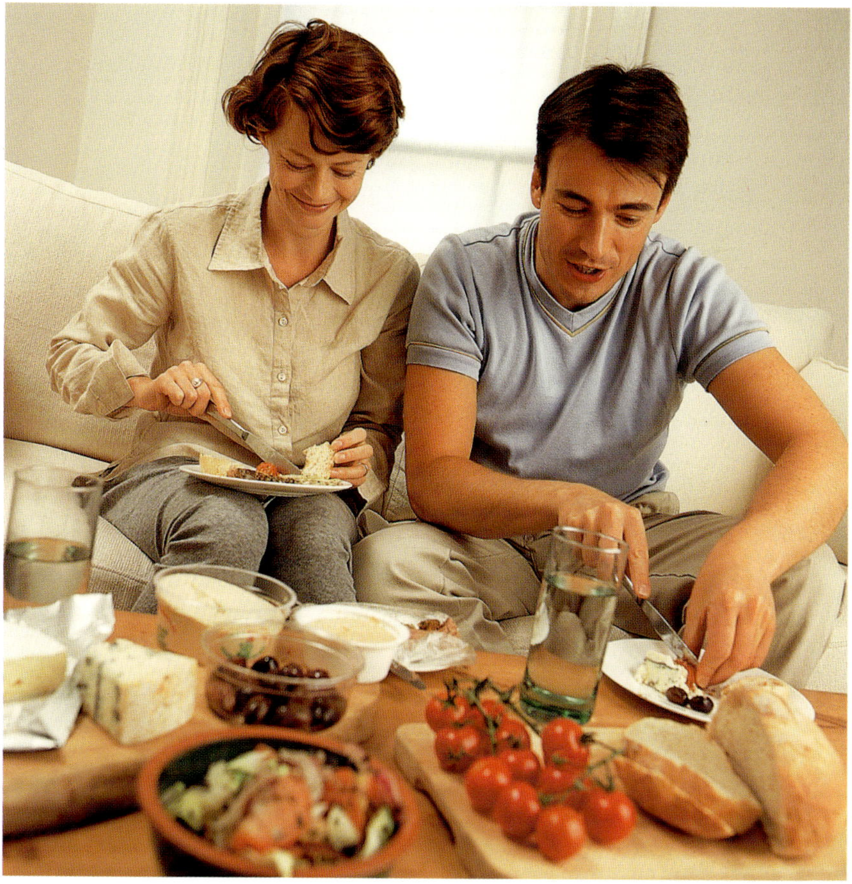

ÉVITER CERTAINS ALIMENTS

Il n'est généralement pas nécessaire d'éviter certains aliments, même si les mères dont les bébés souffrent de coliques (consultez les pages 54–55) tenteront peut-être de modifier leur alimentation pour déterminer si cela fait une différence. Il semble en effet que certains composants des aliments affectent le lait maternel. Nous ne savons toutefois pas de quelle manière.

Plusieurs recherches sur les produits laitiers ont été menées. Le fait de retirer les produits laitiers de l'alimentation de la mère a montré des résultats positifs pour les bébés souffrant de coliques. Si vous croyez qu'il existe un lien entre ce que vous mangez et les symptômes de votre bébé, consultez un professionnel de la santé et demandez conseil pour la modification de votre alimentation.

ALCOOL

L'alcool se rend dans le lait maternel mais aucune recherche n'a démontré d'effet négatif à long terme chez les bébés allaités par des mères qui buvaient avec modération.

Si vous êtes inquiète à propos de l'alcool dans votre lait, la manière la plus simple de l'éviter est de nourrir votre bébé avant de prendre un verre. Si l'effet de l'alcool s'estompe, c'est qu'il n'est plus présent dans votre lait.

VOS SENTIMENTS

Apprendre à allaiter, trouver la bonne position, devenir plus familière avec votre bébé et ses besoins, comprendre comment vous produisez du lait sont tous des éléments essentiels d'un allaitement heureux. Votre attitude par rapport à l'allaitement et le soutien des autres jouent également leur rôle dans un allaitement réussi.

Si vous trouvez l'allaitement difficile, vous vous sentez probablement mal, voire même coupable. Vous ressentez peut-être aussi un sentiment d'échec dans votre rôle de mère, en tant que femme. Ce n'est évidemment pas rationnel : vous n'êtes aucunement responsable des problèmes d'allaitement. Surtout que la plupart de ces problèmes s'expliquent par un manque d'information exacte ou de soutien, ou par un bébé malade. Vous vous sentirez peut-être même égoïste puisque vous souhaitez poursuivre un acte qui ne satisfait pas votre bébé ni ne le rend heureux ou qui semble représenter un défi qu'il ne peut relever.

SI VOUS PENSEZ À ABANDONNER

Tentez de trouver le soutien qui vous aidera à décider ce qui est le mieux pour vous, sans vous pousser dans un sens ou dans l'autre. Si l'allaitement est important à vos yeux, l'arrêt est une importante décision qui ne doit pas être prise à la légère. Consultez les pages 108 à 110 à propos de l'interruption de l'allaitement.

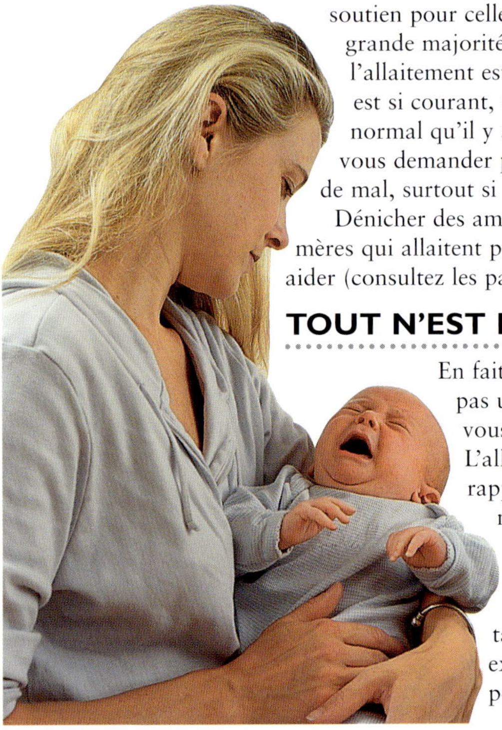

En fait, il n'y a pas beaucoup de ressources de soutien pour celles qui allaitent, même si la grande majorité des gens affirment que l'allaitement est préférable. Nourrir au biberon est si courant, est considéré comme tellement normal qu'il y aura toujours quelqu'un pour vous demander pourquoi vous vous donnez tant de mal, surtout si vous vivez certains problèmes.

Dénicher des amies qui ont allaité ou d'autres mères qui allaitent présentement peut vraiment vous aider (consultez les pages 76 à 78).

TOUT N'EST PAS NOIR

En fait, l'allaitement n'est généralement pas une histoire d'horreur, même si vous avez quelques problèmes. L'allaitement contribue à vous rapprocher physiquement (et mentalement) de votre bébé et à vous faire sentir bien à titre de mère. Vous pouvez être fière d'agir ainsi pour votre bébé. Plus tard, vous penserez à cette expérience comme ayant été positive et importante.

COMMENT L'ALLAITEMENT AFFECTE T-IL VOTRE VIE SEXUELLE ?

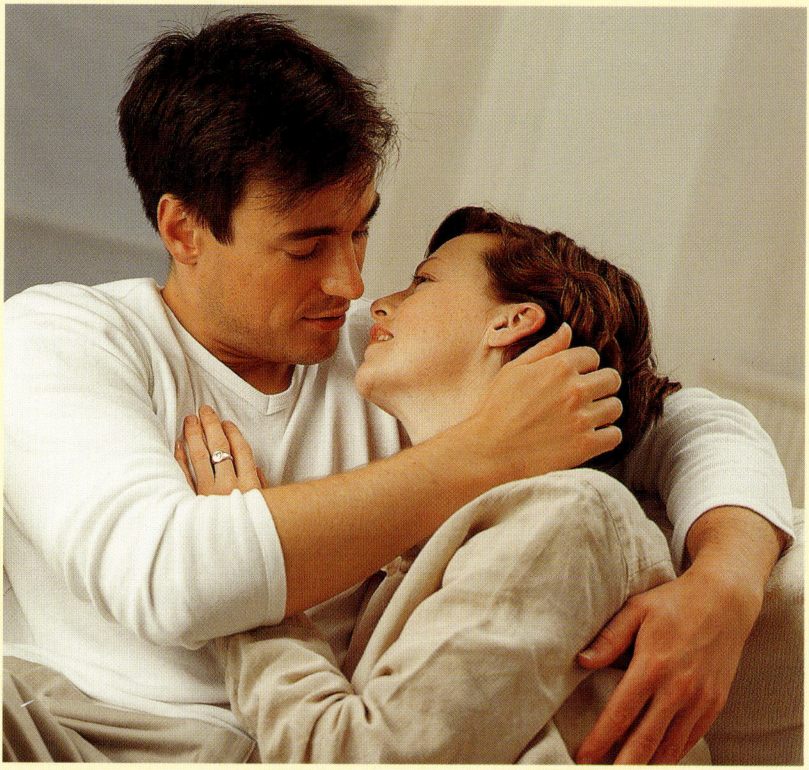

L'allaitement peut être caractérisé par la chaleur, l'amour et la relaxation, mais aussi par la sensualité. Parfois, des femmes signalent même qu'il engendre une excitation sexuelle. Si cela vous arrive, tant mieux pour vous ! Cela fait partie de l'extraordinaire diversité de l'expérience humaine.

Il y a une importante variation des effets sexuels possibles de l'allaitement. Avez-vous plus ou moins envie d'avoir des relations sexuelles avec votre partenaire ? Certaines femmes affirment que leur libido chute pendant l'allaitement et qu'elle revient à la normale une fois l'allaitement terminé. D'autres femmes ne notent aucune différence dans leur sexualité. De toute façon, il est bien difficile de tenir l'allaitement pour seul responsable de ce changement puisque prendre soin d'un nouveau-né, sans compter le changement dans le mode de vie, peut aussi affecter votre sexualité.

La fatigue est une autre raison. Une recherche indique que les femmes qui allaitent recommencent à avoir des relations sexuelles plus rapidement que les femmes qui nourrissent leur bébé au biberon. Cela peut aussi vouloir dire que les femmes qui sont à l'aise avec leur corps et leur sexualité allaitent dans une plus grande proportion.

Les effets hormonaux de l'allaitement sont difficiles à saisir. Certaines femmes affirment que leur lubrification vaginale naturelle est affectée et qu'elles doivent utiliser un lubrifiant de type KY. Ce manque de lubrification peut aussi être causé par les effets de l'accouchement, par un manque d'intérêt sexuel ou simplement par les changements naturels que notre corps subit alors que nous vieillissons.

3

LES EFFETS SUR LA FAMILLE

Lorsqu'un nouveau-né arrive dans une famille, tous ses membres doivent s'adapter. Certaines mères s'inquiètent du fait que l'allaitement pourrait rendre leur partenaire jaloux, et cela pour deux raisons. Premièrement, les pères peuvent se sentir exclus de la relation et inquiets de ne pas être plus près de leur bébé; deuxièmement, ils peuvent penser que le bébé a « pris » les seins de leur partenaire.

Si vous pensez que vous allez vivre un de ces deux scénarios, n'attendez pas qu'il survienne et discutez-en, même pendant la grossesse.

Un grand nombre d'hommes aiment l'idée que leur bébé obtienne un si bon départ dans la vie et ne sont pas du tout préoccupés par l'exclusion. Ils comprennent aussi que la formation des liens parentaux est progressive et qu'elle prend plusieurs formes. La jalousie à propos de la « mainmise » sur les seins de leur partenaire n'est pas un problème, c'est un détail avec lequel ils peuvent vivre.

LA FORMATION DES LIENS PATERNELS

L'allaitement exclusif dure de quatre à six mois. Et même pendant ce temps, il existe une pléiade de choses dont le père peut s'occuper pour nourrir sa relation avec son bébé, c'est-à-dire tout ce que la mère peut faire, sauf allaiter ! Un père peut développer sa propre relation avec son bébé, en parallèle avec la relation de la mère avec son bébé.

En plus, il est très important pour le père d'offrir son soutien amoureux et son encouragement à la mère qui allaite et au bébé. Les recherches montrent que lorsque le père nourrit des sentiments positifs face à l'allaitement, la mère choisit généralement l'allaitement et le poursuit pendant une longue période.

Pendant un certain temps, les besoins du nouveau bébé passent en premier dans la plupart des familles. Les autres membres de la famille n'ont qu'à passer au deuxième rang. Et ils apprennent très rapidement que même si l'allaitement demande beaucoup de temps dès le départ, cette période ne dure pas longtemps.

DÉPRESSION POST-PARTUM

La dépression post-partum affecte de 12 à 15 pour cent des nouvelles mères et probablement une proportion plus faible - quoique inconnue - de pères.

Il est bien normal de se sentir dépassé, de temps à autre, par les nouvelles responsabilités et de penser à tort que vous êtes un mauvais parent. Toutefois, si ces sentiments perdurent et que vous ne pouvez les éliminer, ils peuvent être un signe de dépression.

Si vous ou votre partenaire pensez que vous souffrez de dépression, consultez votre médecin de famille ou un autre professionnel de la santé.

«MON AUTRE ENFANT EST SI JALOUX DU NOUVEAU BÉBÉ QUE JE DEVRAIS PEUT-ÊTRE NOURRIR CELUI-CI AU BIBERON.»

Un des avantages de l'allaitement est de vous laisser un bras libre, avec lequel vous pouvez caresser et cajoler votre enfant, tenir un livre et même aider à la construction d'une tour en Lego. Encouragez votre enfant à considérer les boires comme un moment où vous pouvez vous asseoir et lui porter attention aussi, plutôt que comme une menace. Vous devez aussi trouver un moment de la journée ou de la soirée à consacrer exclusivement à votre enfant, seule à seul, peut-être quand votre bébé est dans les bras d'une autre personne ou pendant qu'il dort. Quelques minutes suffisent, dans la mesure où ce moment privilégié revient régulièrement, au moins une fois par jour.

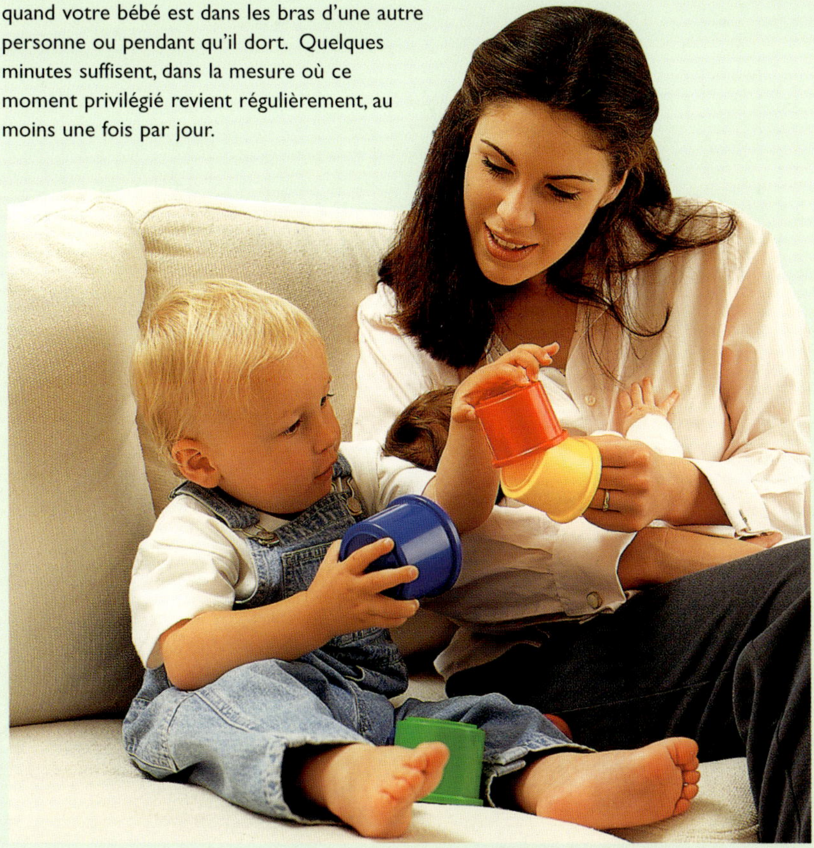

«MON AUTRE ENFANT VEUT AUSSI BOIRE AU SEIN, DEVRAIS-JE LE LAISSER FAIRE?»

Il n'est probablement que curieux. Laissez-le essayer à son tour! Il est peu probable qu'il souhaite réessayer plus d'une fois, d'autant plus qu'il a probablement oublié la bonne technique. Pour plus d'informations sur l'allaitement d'un bébé et d'un jeune enfant - connu sous le nom d'allaitement tandem - consultez les pages 88-89 et 107.

…MENT LES AUTRES SE SENTENT

…s ont souvent des opinions marquées à propos de l'allaitement et ils …ne gardent pas toujours leurs critiques pour eux-mêmes.

Pour certains, l'allaitement n'est pas une option santé. S'il ne connaissent pas ses avantages, ils considèrent que le fait pour un bébé de téter directement sur la peau de sa mère le liquide que son corps produit a quelque chose de malsain. Peut-être ont-ils peur des microbes ? D'autres considéreront que le lait maternel n'est qu'un fluide produit par le corps, au même titre que le mucus, l'urine ou la salive… Rien de très positif, quoi !

L'ASPECT SEXUEL

Les seins des femmes sont une source de plaisir pour les hommes et les femmes elles-mêmes. Cet aspect sexuel est exploité dans les médias de tout acabit. Parce que les seins sont attrayants sexuellement, certaines personnes sont mal à l'aise à leur vue - et même seulement à la pensée qu'ils puissent avoir aussi une fonction nourricière.

Le désavantage de ces préjugés est que bien des gens s'attendent à ce que les mères allaitent en privé. Allaiter lorsque le regard des gens peut se poser sur vous est considéré comme exhibitionniste, embarrassant.

QUE DEVRAIENT FAIRE LES MÈRES ?

Il vous appartient de décider si vous devez céder aux pressions en allaitant à l'abri des regards, où personne ne pourra s'offenser ni vous critiquer. Mais vous pouvez adopter l'attitude contraire, qui se justifie fort bien.

Allaiter n'est rien de plus que de procurer à votre bébé subsistance et réconfort. Et si les gens ont un problème avec ça, ils n'ont qu'à aller ailleurs ou à ne pas regarder…

Même dans les sociétés où on attend des femmes qu'elles se vêtent de manière très conventionnelle pour garder le maximum de peau à l'abri des regards, l'allaitement est accepté comme naturel et nécessaire, et personne ne s'attend à ce qu'une femme soit mal à l'aise parce qu'elle allaite. Au contraire, dans nos sociétés où le corps est exhibé partout dans les médias, les gens semblent s'offenser plus facilement à la vue d'une mère qui allaite… Allez y comprendre quelque chose. L'allaitement en public est fréquemment observé et normal.

Il y a aussi l'argument pratique. Où pouvez-vous allaiter si vous ne pouvez allaiter devant qui que ce soit au risque de perturber les gens ?

Les jeunes bébés peuvent à tout moment avoir besoin d'être nourris et il est parfois difficile de trouver un endroit propre et confortable pour vous asseoir et allaiter. Les toilettes d'un édifice public ne sont pas un endroit agréable pour allaiter. Si vous avez des paquets et d'autres enfants avec vous, c'est tout simplement impossible.

Si vous êtes chez quelqu'un, vous pouvez demander d'aller dans une autre pièce. Mais cela signifie que vous ne faites plus partie des convives pendant que vous allaitez. Par contre, si vous savez d'avance que les gens seront offensés de vous voir allaiter, il est probablement préférable de respecter leur opinion, surtout si vous êtes dans leur maison.

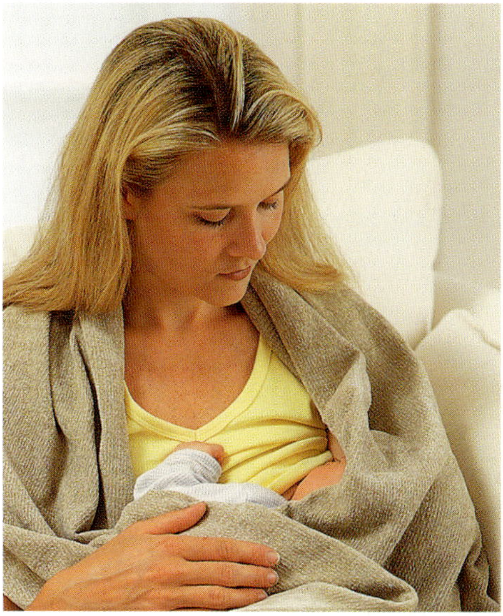

NE VOUS CACHEZ PAS !

Plus les femmes se sentent calmes et confiantes à propos de l'allaitement, peu importe où elles se trouvent, mieux c'est pour toutes les femmes qui souhaitent allaiter leur bébé.

Exercez-vous devant un miroir, vous verrez que vous pouvez allaiter sans être encombrée par vos vêtements. Et vous verrez ce que les autres voient. Il est plus facile d'allaiter avec un chandail ou un chemisier qui se soulève qu'avec une robe qui s'attache dans le dos, par exemple.

Si vous croyez que des gens de votre entourage seront mal à l'aise parce que vous allaitez, discutez-en avec eux et expliquez-leur votre vision des choses et les avantages pour votre bébé. Ne vous sentez pas obligée d'allaiter devant eux si c'est un défi trop grand. Mais pensez-y et demandez à votre partenaire de vous soutenir dans votre choix.

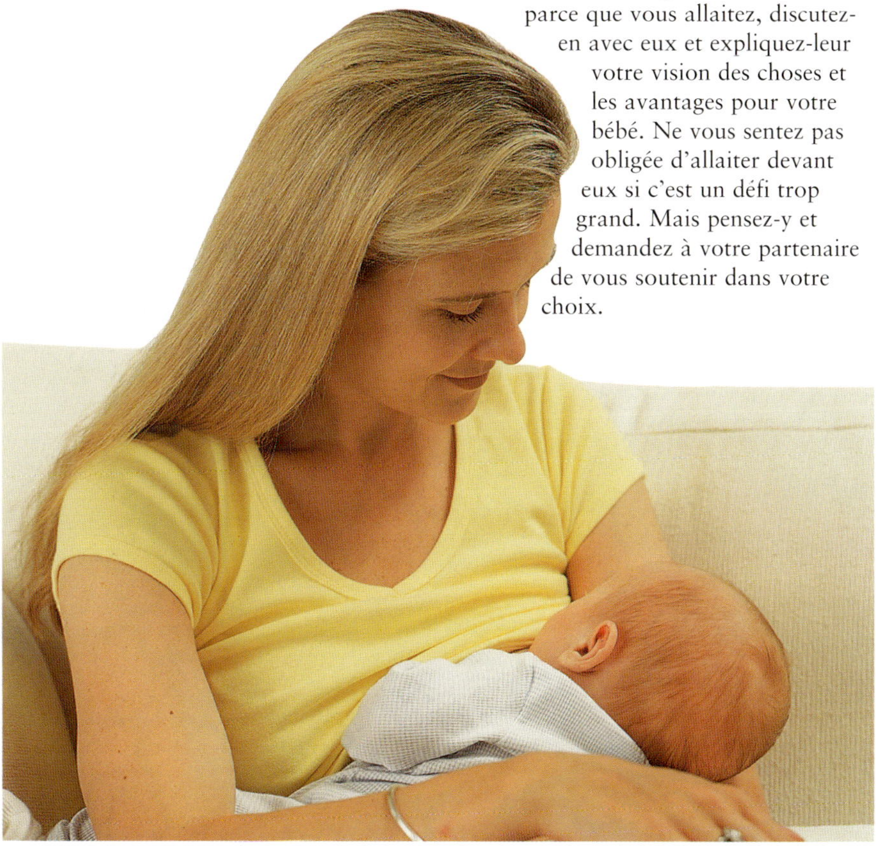

POURQUOI MON BÉBÉ PLEURE-T-IL TANT ?

Certains bébés pleurent beaucoup et prennent beaucoup de temps à se calmer et à s'apaiser, sans pour autant se calmer pour longtemps. Si votre bébé fait partie de ce lot, vous aurez peut-être l'impression que sa détresse est liée à l'allaitement. Il va sans dire que régler les petits problèmes liés à l'allaitement l'aideront à être plus heureux.

Des épisodes répétitifs de pleurs inconsolables, de longs épisodes de pleurs en début de soirée sont aussi une caractéristique des coliques. Certains experts considèrent que les pleurs sont un signe de gaz dans l'estomac, causant ballonnement et douleur. Même si c'est épuisant et frustrant pour vous, les pleurs et les coliques tendent à s'estomper d'eux-mêmes lorsque le bébé atteint environ trois mois. En attendant, demandez à votre médecin ou à votre pharmacien de vous suggérer un médicament contre les coliques.

LES BÉBÉS RESSENTENT-ILS LES TENSIONS ?

Il semble que oui. Une étude a montré que les coliques étaient plus fréquentes chez les bébés dont les parents ont souffert de stress pendant la grossesse et qui entretenaient des sentiments négatifs face à la naissance.

Les chercheurs recommandent plus de soutien pour les parents afin d'augmenter leur confiance en leur capacité de prendre soin de leur bébé.

Les thérapeutes familiaux qui font de la consultation auprès de parents de bébés qui pleurent beaucoup signalent que la confiance des parents augmente au fur et à mesure que leur anxiété diminue, et que le comportement du bébé change également.

EST-CE QUELQUE CHOSE DANS LE LAIT ?

Les produits laitiers consommés par la mère peuvent avoir des effets sur le bébé. Certaines études montrent que le thé, le café et les colas sont responsables d'un bébé régulièrement difficile et agité.

Si les pleurs de votre bébé semblent liés à ce que vous mangez, essayez d'éliminer l'aliment responsable pendant quelques jours pour voir s'il y a amélioration.

Mais veillez tout de même à ne pas manquer de nutriments essentiels !

L'OSTÉOPATHIE

L'ostéopathie aide parfois les bébés qui pleurent beaucoup et sont difficiles à consoler.

Il semble que les bébés malheureux soient mal à l'aise et même souffrants parce que leurs os (particulièrement ceux du cou, du dos ou du crâne) ont été déplacés à la naissance. Des manipulations douces, effectuées par un spécialiste de l'ostéopathie qualifié, peuvent aider un bébé à retrouver le confort et le calme.

Si vous pensez que votre bébé peut bénéficier de ce type de soins, consultez un ostéopathe qualifié qui a de l'expérience dans le traitement de bébés et de jeunes enfants. Votre infirmière des services de santé communautaires connaît probablement des thérapeutes dans votre localité. Vous pouvez aussi demander à d'autres parents de vous recommander leur spécialiste.

À VÉRIFIER EN CAS DE PLEURS

Si votre bébé pleure et que vous n'êtes pas en mesure de le calmer, consultez cette liste, elle vous aidera peut-être à trouver ce qui cloche.

- A-t-il faim ? C'est la raison la plus fréquente des pleurs. Laissez votre bébé décider du moment où il laisse le premier sein si vous allaitez. Offrez-lui ensuite l'autre sein.
- A-t-il soif ? Offrez-lui le sein. Le lait est aussi bien un aliment qu'une boisson. Son boire est-il satisfaisant ? Vérifiez sa position au sein pour vous assurer qu'il stimule le réflexe d'éjection qui lui permet d'obtenir le lait de fin d'allaitement contenant le plus de calories.
- A-t-il besoin de faire un rot ? Assoyez-le bien droit sur vos genoux et frottez doucement son dos.
- A-t-il trop chaud ou trop froid ? Touchez sa poitrine. Elle devrait être tiède. Pas chaude et moite, pas froide non plus.
- Est-il fatigué, incapable de dormir ? Bercez-le dans vos bras ou dans un berceau ou proposez-lui un tour de poussette. La nuit, dormir avec leur mère est très réconfortant pour la majorité des bébés.
- Est-il dérangé par le bruit, par les gens autour de lui ? Amenez-le dans une pièce sombre et calme.
- Souffre-t-il ? Vérifiez si ses vêtements sont trop serrés autour des poignets, du cou et des chevilles. Un bébé souffrant d'érythème fessier risque fort de pleurer si sa couche est mouillée ou souillée.

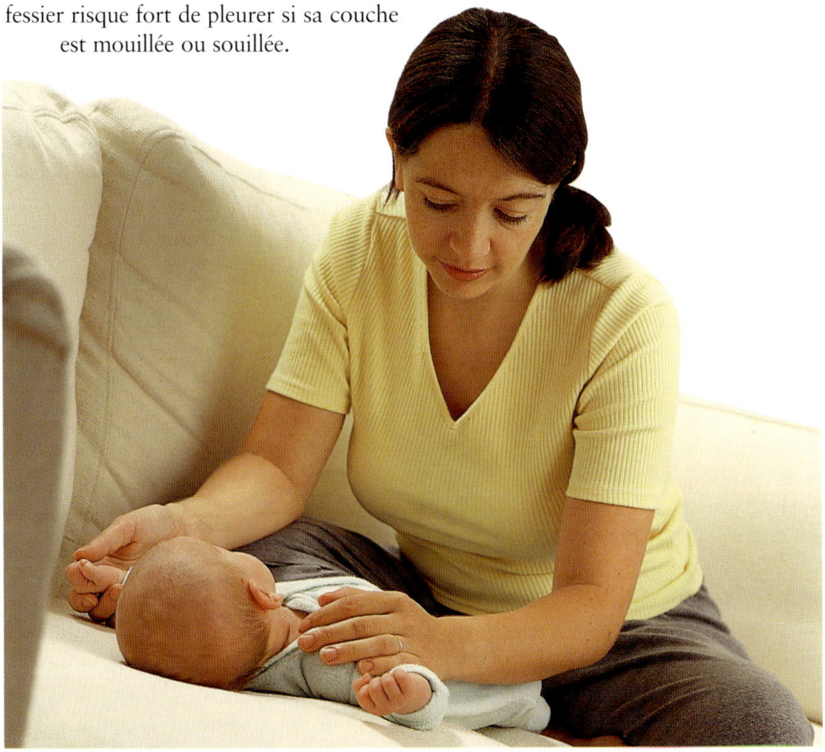

VOYAGER

Le lait maternel est l'aliment le plus portatif qui soit. Allaiter implique aussi que lorsque vous êtes loin de la maison avec votre bébé, vous n'avez besoin ni de biberons, ni de boîtes de préparations lactées, et encore moins de tétines et d'équipement pour préparer des biberons. Pas d'inquiétude à savoir si le lait va surir ou s'il est devenu trop froid !

. Le lait pour votre bébé est toujours disponible, et à la bonne température par surcroît ! En plus, allaiter procure à votre bébé un réconfort qui lui est familier alors qu'il est dans un endroit qu'il ne connaît pas.

TRUCS POUR L'ALLAITEMENT

Voici quelques trucs éprouvés pour allaiter votre bébé, peu importe où vous vous trouvez.

- Un porte-bébé en bandoulière peut vous permettre d'allaiter votre bébé pendant que vous marchez avec lui ; mais pour le faire en tout confort, vous aurez besoin d'un peu d'entraînement.

- Si vous préférez que les gens ne voient pas ce que vous faites, un châle ou une petite couverture de bébé sur l'épaule vous garantira discrétion.

- Si vous préférez une pièce plus intime à un endroit où il n'y a pas de pièce d'allaitement convenable, demandez si vous pouvez vous installer dans la salle du personnel si vous êtes dans un magasin ou dans un centre commercial.

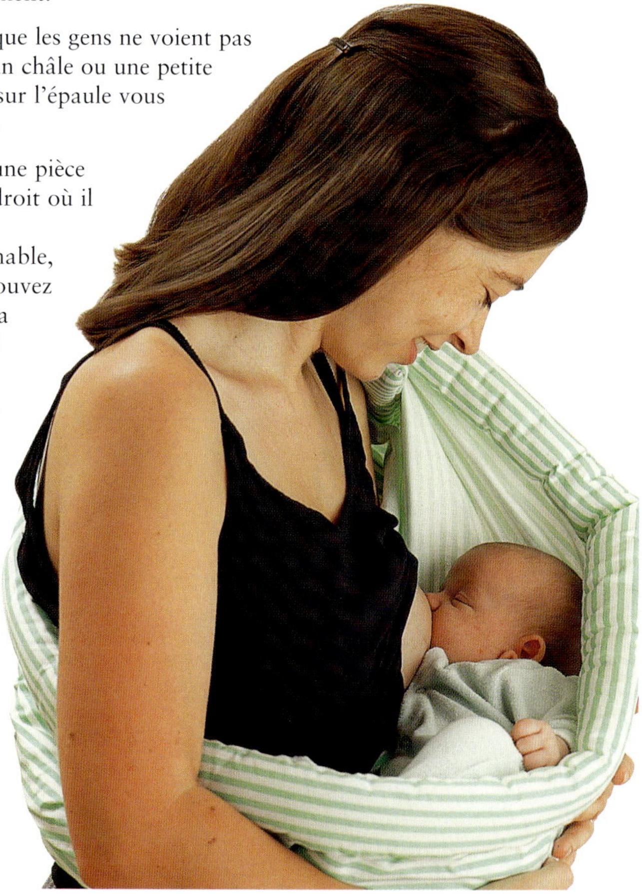

3

TRUCS POUR CLIMATS CHAUDS

Si vous voyagez là où il fait chaud, attendez-vous à donner à boire à votre bébé plus souvent pour étancher sa soif. Il n'est généralement pas nécessaire de donner de l'eau ou d'autres boissons à un bébé allaité qui peut boire au besoin.

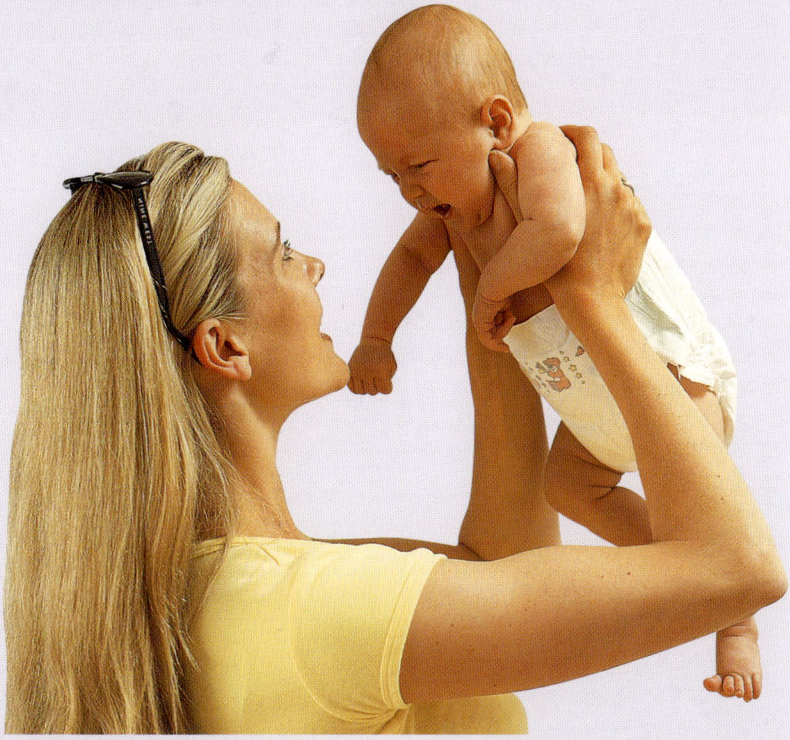

VOUS SENTEZ-VOUS D'ATTAQUE ?

Si une personne vous demander d'aller allaiter ailleurs ou de cesser d'allaiter votre bébé, demandez-lui si elle préfère entendre votre enfant hurler de faim !

Rappelez-vous que la loi ne protège pas toujours les mères qui allaitent, même si certains États des États-Unis ont légiféré en ce sens.

Si vous êtes dans un édifice privé ou public, demandez quelle est la politique à ce sujet. Selon la réponse que vous obtiendrez, allaitez ou demandez une exception à la règle.

EN AVION

Lorsque vous voyagez en avion, faites boire votre bébé pendant le décollage et pendant l'atterrissage. Vous lui éviterez ainsi des douleurs aux oreilles causées par le changement de pression de l'air. Téter et avaler est la manière la plus facile pour un bébé, mais aussi pour un adulte, de surmonter cet inconfort.

EXPRIMER DU LAIT MATERNEL

Les femmes expriment généralement leur lait pour le rendre disponible à leur bébé (au biberon ou au gobelet) lorsqu'elles ne peuvent être présentes. Si vous exprimez du lait parce que vous avez repris le travail, vous devrez en exprimer chaque jour. Si c'est parce que vous souhaitez avoir un peu de temps seule sans votre bébé à l'occasion, vous n'avez pas besoin d'exprimer votre lait aussi souvent.

Il arrive que des mères expriment leur lait dès le début parce que leur bébé est incapable de boire au sein, pour une raison ou pour une autre. C'est le cas des bébés avec bec-de-lièvre et/ou fente palatine, de ceux qui sont nés prématurés de plusieurs semaines et n'ont pas développé l'aptitude à téter et à avaler, et de ceux qui sont trop malades pour téter. Ces bébés sont parfois nourris à l'aide d'un tube et on leur donne le lait maternel exprimé (consultez les pages 98-99 et 102-103).

Exprimer son lait peut s'avérer compliqué et il n'existe pas de solution unique pour toutes les situations. Si vous exprimez souvent votre lait, vous découvrirez ce qui vous convient le mieux, après quelques essais-erreurs.

À QUELLE FRÉQUENCE EXPRIMER SON LAIT

Si vous exprimez votre lait au lieu d'allaiter, vous devez l'exprimer aussi souvent que vous allaiteriez normalement votre bébé. C'est la seule façon de stimuler votre approvisionnement en lait maternel. Pour un jeune bébé, votre objectif devrait être d'exprimer votre lait 6 à 8 fois par période de 24 heures, incluant la nuit. Pour un bébé plus âgé - trois à quatre mois ou plus - allaité quand vous êtes avec lui, vous devez exprimer votre lait toutes les trois ou quatre heures. C'est-à-dire une ou deux fois pendant votre journée de travail si vous nourrissez votre bébé au dernier instant avant de partir et dès que vous revenez à la maison.

LE MEILLEUR MOMENT

À vous de décider. Certaines femmes expriment leur lait dès l'allaitement terminé. D'autres le font pendant que leur bébé boit à l'autre sein, à l'aide d'une pompe sur l'autre sein. D'autres encore le font entre les boires. À vous de trouver ce qui vous convient le mieux. Et soyez sans crainte, vous ne « volerez » pas de lait à votre bébé puisque le fait de l'exprimer stimule sa production. Vous augmentez donc l'approvisionnement.

SAVOIR QUAND ARRÊTER

Il n'est normalement pas nécessaire de passer plus de 30 minutes à exprimer votre lait des deux seins. Bien des femmes expriment une bonne quantité en environ 10 minutes et préfèrent arrêter pour recommencer plus tard au besoin.

Vous n'exprimerez pas de grandes quantités au début. Si votre bébé est tout jeune, 5 à 10 ml chaque fois est normal. Avec le temps, si l'allaitement est bien établi, vous réussirez à exprimer 50 ml, voire même 100 ml chaque fois.

À LA POMPE OU À LA MAIN ?

Même si bien des femmes apprennent à exprimer leur lait manuellement et deviennent souvent très habiles, une pompe électrique ou manuelle demeure pratique. Votre sage-femme ou une conseillère en allaitement peut vous apprendre à utiliser les deux méthodes.

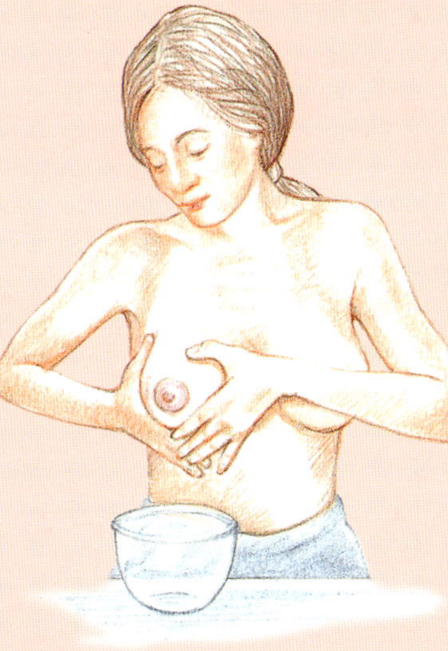

1

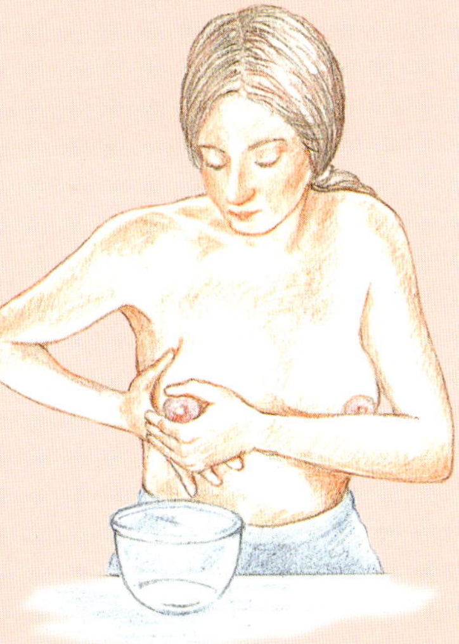

2

Tenez le sein d'une main et de l'autre, faites un mouvement du haut du sein vers le mamelon. Puis, **1**, en tenant toujours votre sein d'une main, le pouce entourant le sein, appuyez plus fermement vers le mamelon. Lorsque vous atteignez l'aréole, **2**, faites pression avec votre pouce dans un mouvement de va-et-vient et le lait sera éjecté.

Vous pouvez acheter une petite pompe manuelle ou à pile. En certains endroits, de plus grosses pompes électriques sont offertes en location. Votre hôpital pourra peut-être même vous en prêter une si votre bébé est prématuré ou malade.

Certaines pompes permettent d'exprimer du lait des deux seins à la fois. Des pompes manuelles très efficaces sont aussi offertes.

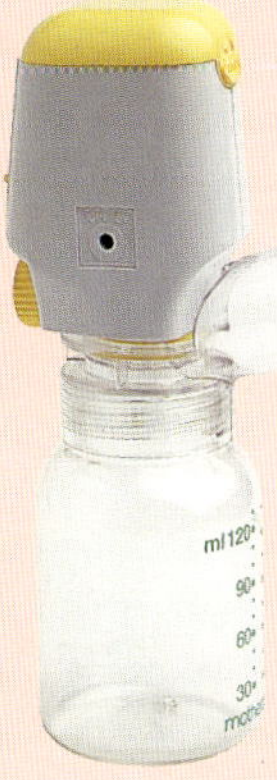

Pompe à pile

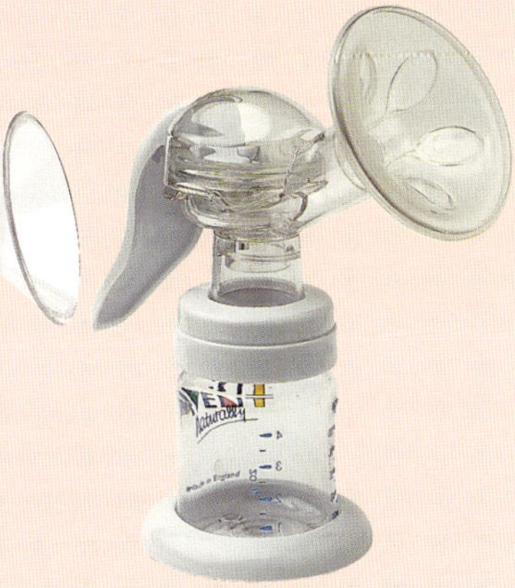

Pompe manuelle

QUELLE EST LA QUANTITÉ DE LAIT MATERNEL QUI CONSTITUE UN BOIRE ?

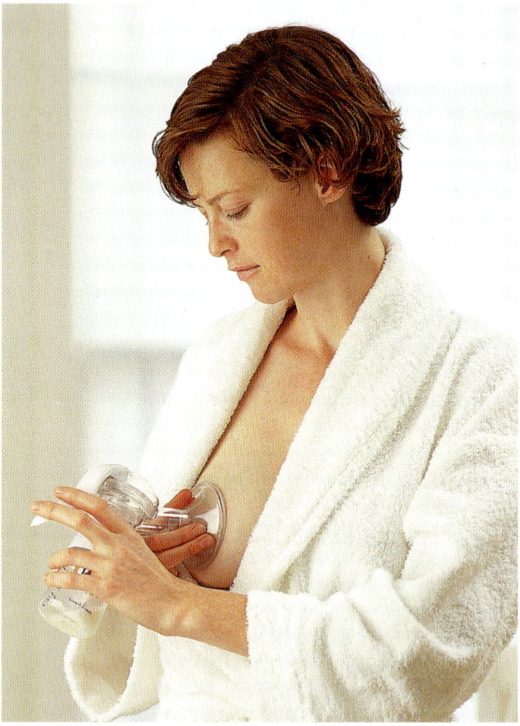

Difficile à dire ! Il n'y a pas deux bébés identiques. Les petits bébés prématurés ne boivent que quelques gouttes à la fois. Les bébés plus grands en boivent beaucoup plus. Très généralement, on peut affirmer qu'un boire est constitué de 100 ml à 200 ml de lait. Pour les bébés plus âgés, il faut en compter plus.

La plupart des femmes doivent exprimer leur lait plus d'une fois pour produire un boire complet, du moins au début. Et ne vous inquiétez pas, la quantité que vous êtes en mesure d'exprimer ne correspond pas à la quantité que vous êtes en mesure de produire pour votre bébé. Les seins répondent mieux à la bouche d'un bébé qu'à une pompe ou aux mains.

COMMENT CONSERVER LE LAIT EXPRIMÉ

Le lait maternel se conserve au réfrigérateur pendant 24 heures et au congélateur pendant 3 mois. Prenez cependant soin de stériliser les contenants dans lesquels vous conservez le lait. Congelez le lait maternel en petites quantités, par exemple dans un bac à glaçons. Les petites quantités dégèlent plus rapidement et vous évitent de devoir décongeler plus que ce dont vous avez besoin.

Décongelez le lait en le laissant reposer au réfrigérateur toute la nuit ou en déposant son contenant dans de l'eau bouillante. Le lait devrait toujours être à la température du corps lorsque vous le donnez à votre bébé. Laissez tomber quelques gouttes sur votre poignet ou sur le dos de votre main pour vous assurer qu'il n'est ni trop chaud, ni trop froid.

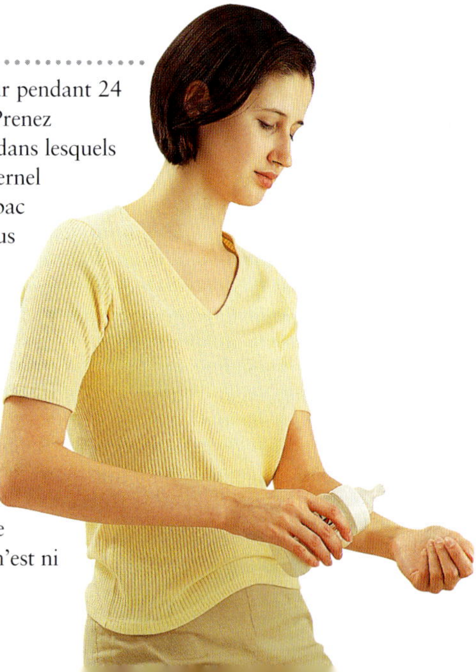

Résoudre les problèmes d'allaitement

Allaiter est la manière naturelle de nourrir votre bébé. Ce qui ne veut pas dire pour autant que ce n'est pas un défi pour certaines femmes. Toutefois, presque tous les problèmes liés à l'allaitement peuvent être résolus ou, encore mieux, évités.

Parfois, les mères pensent que leur bébé ne boit pas assez de lait ou que leur approvisionnement en lait n'est pas adéquat. Il existe heureusement des manières de le vérifier.

Si quelque chose ne va pas, la première étape est de « réparer » l'allaitement pour qu'il soit efficace, sans douleur et agréable autant pour la mère que pour le bébé. Malheureusement, on aura plutôt tendance, dans bien des cas, à cesser l'allaitement et à adopter les préparations lactées au lieu de tenter de résoudre le problème. Avec un peu de persévérance, la plupart des problèmes peuvent être résolus, vous permettant de nourrir votre bébé exclusivement avec votre lait.

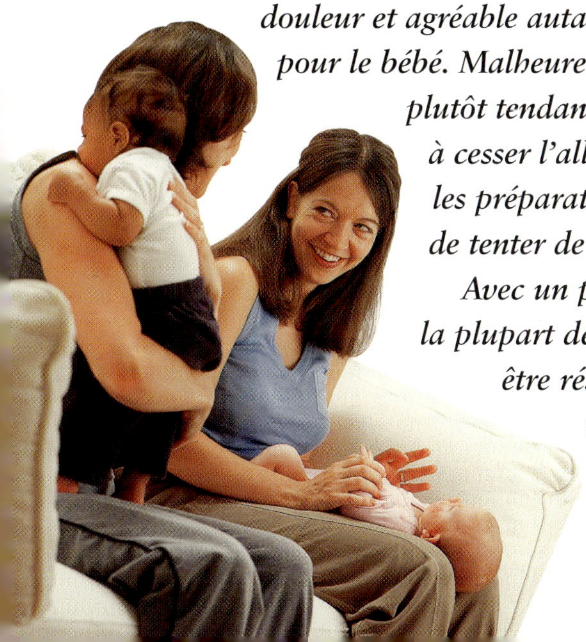

PAS SUFFISAMMENT DE LAIT ?

L'Organisation mondiale de la santé (OMS) estime que 98 % des femmes sont physiquement capables de produire du lait en quantité suffisante pour nourrir leurs bébés, sans aucun autre aliment, pendant au moins 6 mois. L'autre 2 % est constitué de femmes qui souffrent de maladies ou de handicaps physiques. Néanmoins, la principale raison pour laquelle les femmes abandonnent l'allaitement est parce qu'elles croient ne pas avoir assez de lait.

Le manque de confiance à l'égard de votre approvisionnement en lait peut vous préoccuper et vous porter à croire que vous n'êtes pas en mesure de nourrir adéquatement votre bébé. Également, les commentaires des gens sur la valeur de l'allaitement peuvent créer des doutes dans votre esprit.

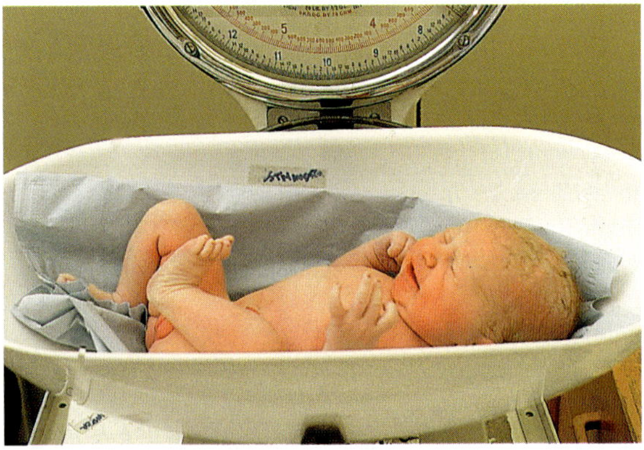

UN BÉBÉ BIEN NOURRI

Être en mesure de savoir si votre enfant boit suffisamment de lait maternel pour répondre à ses besoins est important. Voici les principaux signes indiquant qu'un bébé est bien nourri.

- La prise de poids est satisfaisante. Vous pouvez demander qu'on pèse régulièrement votre bébé chez votre médecin. Gardez en tête que certains bébés ne prennent pas autant de poids d'une semaine à l'autre et que certains prennent du poids plus lentement que d'autres.
- Il prend le sein avec plaisir et sans trop de problème. Certains bébés prennent plus de temps que les autres avant de maîtriser ce savoir-faire.
- Il mouille et/ou souille plusieurs couches par jour. Après quelques semaines, il est normal pour certains bébés de ne produire de selles qu'une fois aux quelques jours. Pour d'autres, la fréquence est beaucoup plus élevée. La constipation ne survient pas chez les bébés allaités exclusivement (consultez la page 103).
- Votre bébé semble alerte lorsqu'il est éveillé.
- Il demande souvent à être nourri. Vous oublierez peut-être le nombre de fois où votre bébé prend le sein pendant 24 heures. Sachez que 12 fois ou plus est normal pendant les premiers jours et premières semaines (consultez les pages 36 et 37). Les bébés qui doivent constamment être réveillés pour les boires peuvent tout simplement manquer d'énergie pour les demander.

4

S'IL N'EN CONSOMME PAS SUFFISAMMENT

Si vous redoutez de ne pas pouvoir produire suffisamment de lait, voici quoi faire.

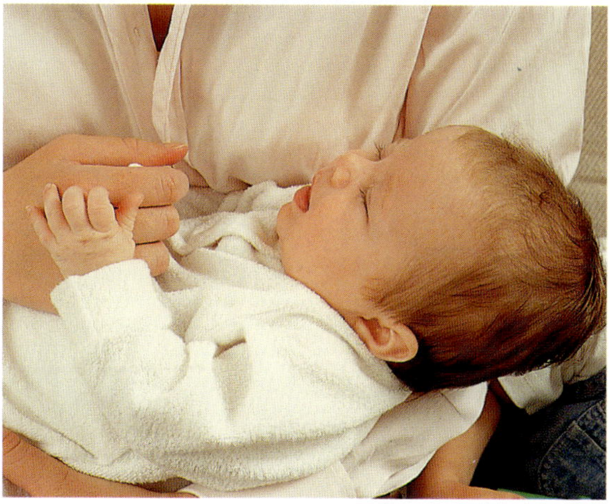

■ Demandez à une personne qui a de l'expérience avec l'allaitement de vérifier la manière dont votre bébé prend le sein et sa position au sein. Une seule vérification ne suffit pas. Il faut vérifier de quelle manière il prend le sein (consultez les pages 32 et 33).

■ Vérifiez comment votre bébé tète. Semble-t-il téter et avaler avec plaisir ? La vitesse à laquelle il tète et avale peut changer. En fait, elle ralentit souvent après une ou deux minutes. S'il ne fait que téter et avaler quelques fois pour ensuite s'endormir au sein, votre bébé a besoin d'être réveillé pour boire un peu plus. Profitez-en pour changer sa couche ou retirer des vêtements.

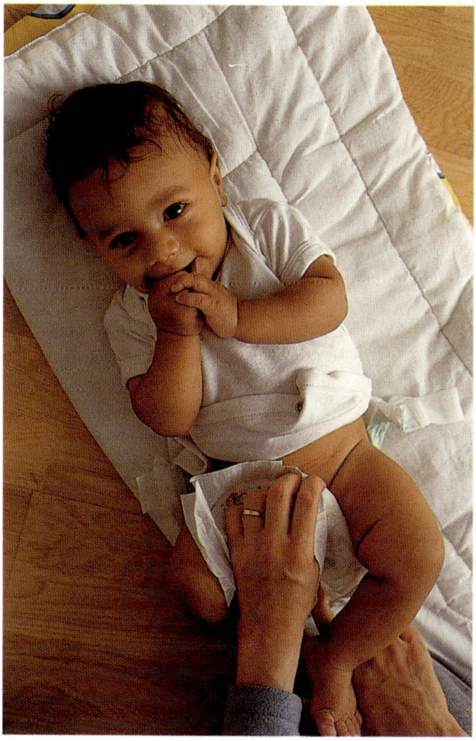

■ Allaitez-le plus souvent. Plus votre bébé boit souvent, plus vous produirez de lait (consultez les pages 44 et 45). Gardez votre bébé près de vous pour pouvoir répondre à ses signaux plus rapidement.

■ Laissez votre bébé boire au sein aussi longtemps qu'il le souhaite. Ne lui imposez pas de limite de temps. Laissez-le terminer le premier sein pour qu'il puisse boire le lait le plus nourrissant dont il a besoin. Offrez-lui ensuite le deuxième sein. Vous pouvez même offrir « trois » seins au besoin, si votre bébé a très faim. Ça ne fera qu'augmenter votre production de lait.

MON BÉBÉ NE PREND PAS LE SEIN

Ce peut être très angoissant pour vous et pour votre bébé si celui-ci ne boit pas. Vous pouvez en développer une grande anxiété. Les bébés ne s'habituent pas tous instantanément à l'allaitement et ils ne boivent pas tous sans se plaindre aussi longtemps que nécessaire.

Parfois, votre bébé peut rester endormi, avoir de la difficulté à prendre le sein ou laisser le sein après seulement quelques tétées. Plusieurs raisons sont possibles.

PROBLÈME D'ÉJECTION ?

Le réflexe d'éjection doit avoir lieu pour que votre bébé puisse boire et satisfaire sa faim (consultez les pages 26 à 29). Il est possible que votre bébé n'arrive pas à provoquer l'éjection ou que celle-ci soit « défectueuse ». Autant de possibilités qui justifient ses signes de frustration ou d'impatience lorsqu'il est au sein.

C'est d'ailleurs tout à fait logique. Après tout, le lait est là mais votre bébé ne peut le boire, ce qui le frustre. Ensuite, il aura faim. Si le lait n'est pas éjecté du sein efficacement, votre approvisionnement en lait en sera affecté et, avec le temps, la croissance de votre bébé en souffrira.

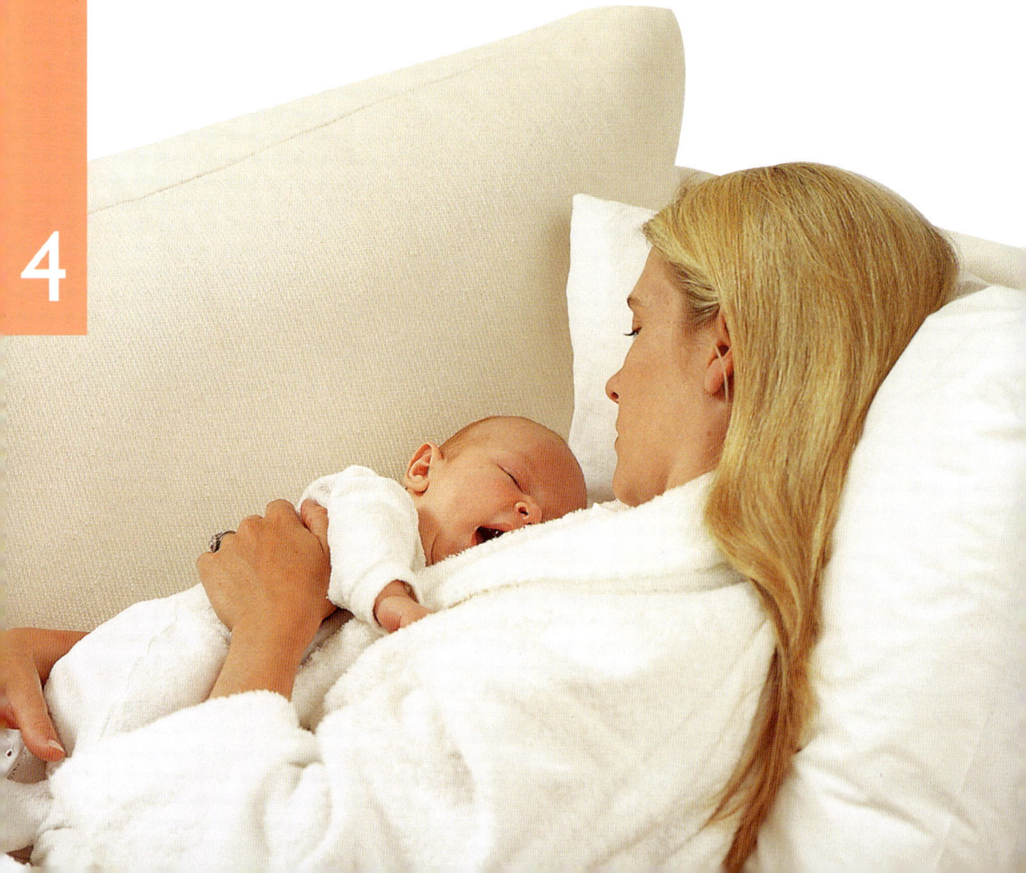

ÉJECTION INEXISTANTE

En réalité, l'éjection est fiable dans la grande majorité des cas. On diagnostique un problème d'éjection beaucoup plus souvent qu'il ne survient en réalité. Si votre bébé prend bien le sein (ce qui peut être vérifié en consultant les pages 32 et 33), se nourrit efficacement et que vous le laissez boire jusqu'à ce qu'il ait terminé, c'est que l'éjection fonctionne convenablement. En fait, lorsque l'allaitement est bien établi, l'éjection se produit sans même que votre bébé n'ait à faire quoi que ce soit.

De nombreuses éjections surviennent pendant la plupart des allaitements, mais vous n'en constaterez qu'une ou deux tout au plus (ou même pas une seule !). Vous ressentirez peut-être un picotement ou une sorte de « montée », et si votre bébé laisse le sein pendant que l'éjection se produit, vous risquez de voir un puissant jet de lait projeté de votre mamelon.

L'éjection, si l'allaitement est bien établi, survient dès que le bébé commence à téter, et souvent avant. L'éjection peut se produire seulement en pensant à votre bébé ou en l'entendant pleurer. Elle se produit même lorsque l'on entend d'autres bébés pleurer ! À l'occasion, certaines mères ont l'impression qu'une situation stressante peut empêcher leur réflexe d'éjection. Dans certains cas, elles sont stressées au point de devoir se rendre dans un endroit calme et apaisant pour allaiter leur bébé. Ce faisant, elles réactivent le réflexe d'éjection. Encore plus rarement, un choc grave ou une très mauvaise nouvelle peut affecter l'éjection. Cette réaction serait causée par les hormones mais demeurerait temporaire. Ordinairement, la situation revient d'elle-même à la normale en un boire ou deux.

ÉJECTION TROP PUISSANTE ?

En début d'allaitement, une éjection puissante peut prendre au dépourvu un jeune bébé qui ira jusqu'à laisser le sein en pleurant.

En temps normal, il ne lui faudra qu'un peu de temps pour devenir plus habile et réussir à boire efficacement. De plus, votre éjection se calmera aussi avec le temps.

En attendant, vous aiderez peut-être un peu votre bébé en exprimant un peu de lait avant de le mettre au sein.

Cela aidera à stimuler le début de l'éjection pour éviter que celle-ci ne débute alors que votre bébé n'a pris que quelques petites gorgées.

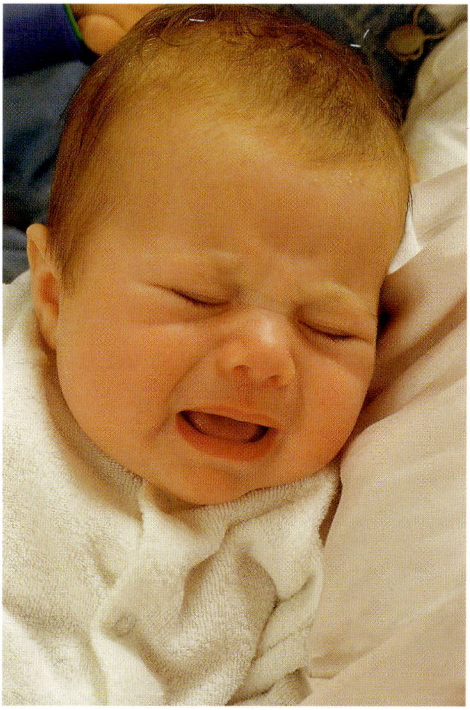

4

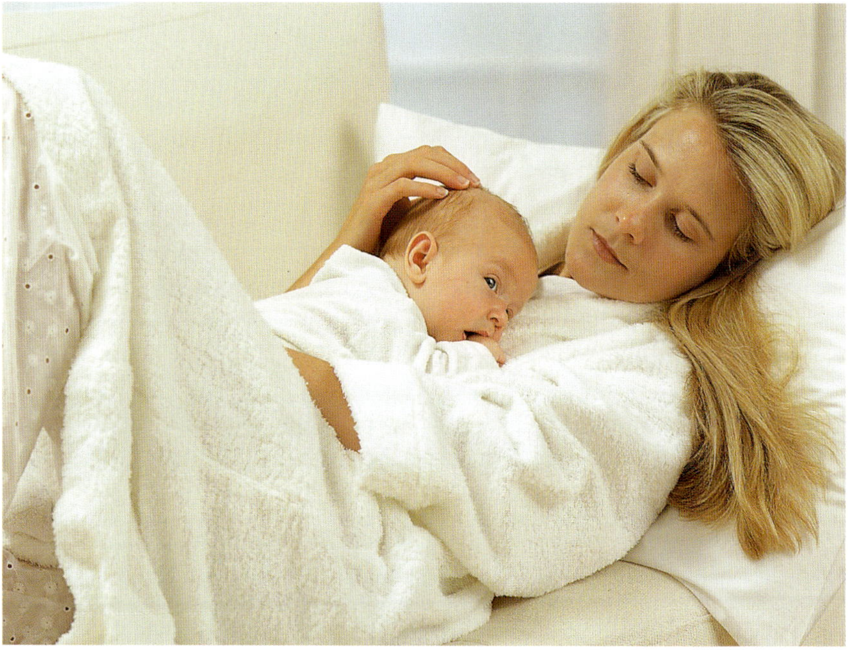

TROP ENDORMI POUR BOIRE ?

Certains médicaments utilisés pour contrôler les douleurs liées à l'accouchement, telle la diamorphine, ont tendance à rendre les bébés somnolents après la naissance, ce qui peut donner l'impression qu'ils ne s'intéressent pas au sein : ils demeurent les lèvres et les yeux fermés... Un long et épuisant travail pendant l'accouchement peut avoir le même effet.

Laissez à votre bébé le temps de se remettre des effets des médicaments et, entre-temps, donnez-lui toutes les chances de contact « peau à peau » avec vous, collé contre vous dans le lit ou dans un fauteuil. De cette façon, vous serez certaine de répondre même au plus discret signe d'éveil. Soyez douce et ne luttez pas avec lui ni ne le poussez vers votre sein.

Détachez ses vêtements, faites-lui prendre le bain, changez sa couche, faites tout ce qui est possible pour le réveiller sans le contrarier.

Vous pouvez même exprimer un peu de colostrum à la main et tenter votre bébé en le lui présentant dans un compte-gouttes ou une tasse. Aidez-le à boire le colostrum dans une tasse s'il passe plus d'une journée ou deux sans boire. Mais ne faites surtout pas cela au lieu de suivre toutes les autres suggestions, faites-le de concert avec tout le reste.

VEUT-IL VRAIMENT BOIRE ?

Les bébés plus âgés, et certains parmi les plus jeunes, ne souhaitent ni n'ont besoin de rester au sein longtemps. Ils boivent ce dont ils ont besoin et laissent le sein. C'est généralement le cas des bébé qui commencent à s'intéresser au monde qui les entoure. De plus, si votre éjection est très efficace, tout peut se passer très vite. Ne forcez pas votre bébé à prendre le sein plus longtemps.

MON BÉBÉ EST-IL MALADE ?

Ne pensez pas que vous avez un « bon » bébé si les boires sont espacés de plus de trois ou quatre heures plus souvent qu'autrement. Cela pourrait avoir pour résultat la déshydratation et la léthargie. Les bébés qui ne se développent pas normalement ont tendance à être si somnolents qu'ils n'ont pas l'énergie de s'éveiller pour boire. Consultez un médecin.

Tout changement dans la structure d'alimentation qui correspond à une diminution dans l'alimentation de votre bébé est une raison de s'inquiéter. Il pourrait par exemple souffrir d'une infection à l'oreille. Très rarement, un bébé qui n'est pas intéressé à boire peut avoir un problème congénital, par exemple une malformation cardiaque (consultez les pages 100 et 101). Il est donc important que votre bébé soit examiné par un pédiatre si le problème perdure.

FAIT-IL LA GRÈVE ?

Une grève de la faim peut survenir en tout temps. Presque dans tous les cas, une persuasion tout en douceur réglera le problème. Pour une raison inconnue, un bébé allaité jusque-là heureux refuse de prendre le sein et pleure. Si votre bébé n'est pas malade, prenez-le souvent dans vos bras, autant le jour que le soir, et tentez de le faire boire lorsqu'il est somnolent et moins attentif. Consultez votre médecin ou un autre professionnel de la santé si le problème persiste.

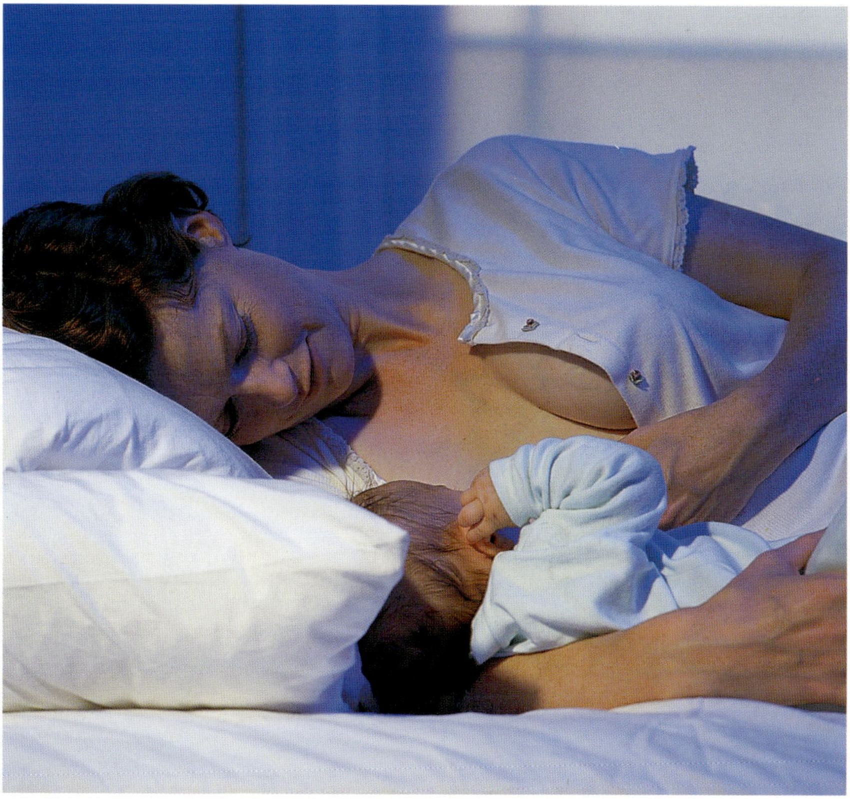

MAMELONS DOULOUREUX

Aucun doute, les mamelons douloureux peuvent vous rendre bien malheureuse. Le mamelon est une des régions du corps humain les plus sensibles: une éraflure peut rapidement devenir une gerçure alors que le bébé tète, ce qui peut s'avérer très souffrant.

Une certaine sensibilité en début d'allaitement est tellement courante qu'elle est probablement normale. Cette « normalité » est pourtant controversé et ne fait pas l'unanimité. La sensibilité devrait disparaître avec le temps et non pas augmenter. Si un mamelon est vraiment douloureux, c'est que votre bébé ne prend probablement pas le sein correctement.

Dans plusieurs cas, le mamelon n'est pas enfoncé suffisamment dans la bouche du bébé et frotte contre son palais. Parfois, les mâchoires du bébé sont refermées si fortement sur le mamelon (au lieu de la langue sur la peau du sein) que la pression fait office d'abrasif et endommage la peau.

Si c'est le cas, il est essentiel de changer la manière dont votre bébé prend le sein. L'allaitement doit être exempt de douleur, efficace et agréable (consultez les pages 32 à 35). Parfois, le seul fait de changer la position de votre bébé ou la manière dont vous vous assoyez peut aider.

AUTRE CAUSE DE MAMELONS DOULOUREUX

Les mamelons douleureux peuvent aussi être causés par:

- le muguet (consultez les pages 74 et 75)
- une dermatite. Vous pourriez être allergique au détersif en poudre ou à l'assouplissant textile, par exemple. À l'occasion, certaines mères peuvent avoir une réaction à cause de la salive de leur bébé, lorsque celui-ci commence à manger des aliments solides
- l'eczéma ou le psoriasis. Ces problèmes de peau peuvent se développer sur presque toutes les régions du corps

4

UTILISER DES CRÈMES

Il y a peu de recherches sur l'utilisation de crèmes pour guérir les mamelons douloureux. Certaines mères considèrent qu'elles accélèrent la guérison et apaisent les régions sensibles. Utilisez une crème pour les mamelons si le cœur vous en dit mais pas au lieu de changer la position de votre bébé ou sa manière de prendre le sein.

UTILISER LE LAIT MATERNEL

Certaines mères trouvent apaisant d'enduire leurs mamelons d'un peu de lait exprimé. Il n'existe aucune preuve scientifique que c'est bénéfique mais ça ne coûte rien d'essayer, et surtout, il ne peut y avoir aucun effet secondaire.

BOUTS-DE-SEIN

Les sages-femmes et, de manière générale, les personnes agissant à titre de soutien à l'allaitement ont des sentiments bien partagés au sujet des bouts-de-sein («tétines» de caoutchouc qui recouvrent les mamelons pour les protéger s'ils sont gercés ou craquelés).

Les bouts-de-sein ont leurs inconvénients. Premièrement, ils peuvent inciter votre bébé à boire d'une manière différente, à un point tel qu'il ne sache pas comment boire sans eux. Deuxièmement, ils réduisent le débit de transmission du lait au bébé, probablement parce que le sein est stimulé d'une manière différente. Cela peut mener à une faible prise de poids et au déclin de l'approvisionnement en lait. Toutefois, si le bébé prend le sein correctement avec cet «embout» et est en mesure de prendre une bonne portion du sein dans sa bouche, les problèmes semblent moindres. Les bouts-de-sein doivent être utilisés avec toutes les précautions requises et avec l'aide d'une personne qui comprend de quelle manière ils doivent être utilisés.

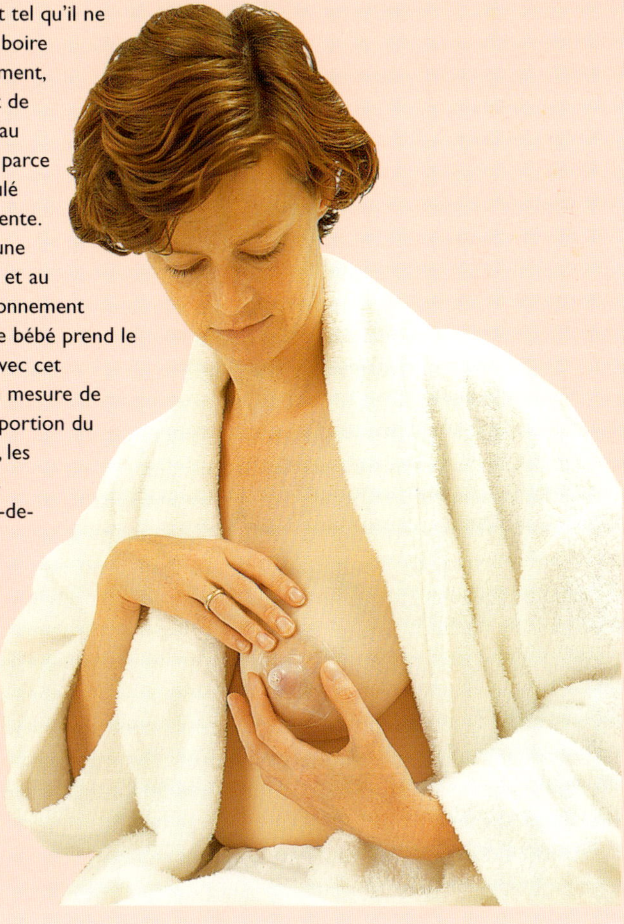

MAMELONS RENTRÉS

Des mamelons rentrés ressemblent à de petites cavités au lieu d'être saillants et peuvent rendre la prise du sein difficile pour votre bébé. L'allaitement réussi demeure possible même si celui-ci requiert plus de patience de votre côté et plus d'entraînement du côté de votre bébé. Il existe des techniques qui peuvent aider à les « retourner ». Par contre, les seules techniques qui ont été étudiées et examinées lors d'essais sérieux ne se sont pas avérées plus efficaces que de ne rien faire du tout.

MASTITE

C'est le terme qui est utilisé pour désigner une inflammation du sein, un problème relativement courant. Traitée correctement, la mastite n'est ni grave ni risquée pour l'allaitement, et encore moins dangereuse pour vous ou pour votre bébé.

Une mastite se développe pour deux raisons.

La cause la moins fréquente est une infection qui pénètre dans le sein, parfois une bactérie présente dans le nez du bébé.

L'autre, beaucoup plus fréquente, est une inflammation résultant d'un blocage d'un des canaux qui transportent le lait. Cela survient quand le lait reste coincé dans le canal et ne peut s'écouler. Le lait commence alors à s'écouler vers les tissus environnants, ce qui produit une réponse inflammatoire dans le corps qui considère que le lait ne devrait pas se trouver où il est. Une tache rouge apparaît sur le sein puisqu'une quantité supplémentaire de sang se trouve à cet endroit. Vous pourrez peut-être même sentir une bosse.

Votre sein semble plus sensible à l'infection à ce point. Nous ne comprenons cependant pas entièrement le mécanisme de la mastite et de l'infection. Certaines femmes commenceront à ressentir des symptômes s'apparentant à la grippe et à trouver douloureux le seul toucher de leur sein. Et que dire de nourrir leur bébé !

Certains experts font la distinction entre un canal bloqué et la mastite qui en résulte. Cette distinction demeure cependant arbitraire puisqu'une fois bloqué, le canal est immédiatement infecté. Vous pouvez donc traiter la mastite comme telle.

AUTOGUÉRISON DE LA MASTITE

Donnez-vous 12 à 24 heures pour guérir vous-même votre mastite.

- Nourrissez votre bébé d'abord avec le sein infecté, alors qu'il est le plus affamé, pour favoriser le drainage du canal.
- Massez doucement et assez longtemps le sein affecté, sous la douche ou dans le bain, puisque la chaleur semble contribuer à l'écoulement du lait. Vous pouvez aussi masser le sein pendant que votre bébé boit.
- Essayez de nourrir votre bébé le sein tombant dans sa bouche pour voir si la gravité peut contribuer au déblocage.
- Appliquez de la chaleur à la région du sein affectée. Prenez une débarbouillette d'eau chaude ou une bouteille remplie d'eau chaude recouverte d'un linge ou d'une serviette et tenez-la sur votre sein.
- Nourrissez souvent votre bébé, donnez-lui toutes les chances de débloquer ce canal et de guérir l'inflammation grâce à sa succion.

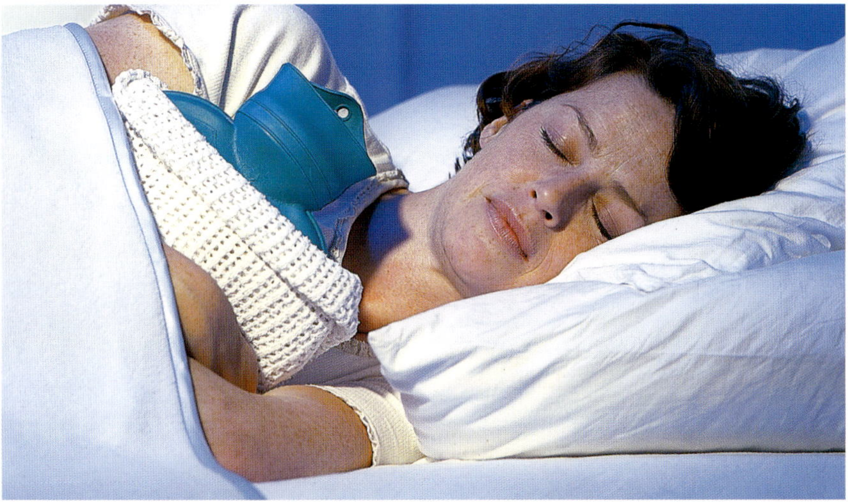

SI LES CHOSES NE S'AMÉLIORENT PAS

- Si la mastite persiste plus de 24 heures, demandez conseil à votre médecin ou à votre sage-femme.
- Si on vous prescrit des antibiotiques (qui traitent l'inflammation et contribuent à prévenir l'infection), rappelez à votre médecin que toute médication doit être compatible avec l'allaitement.
- N'écoutez pas les gens qui vous conseillent de cesser l'allaitement. Malgré la douleur, c'est la pire chose à faire. Le problème ne fera que s'aggraver puisque vous continuerez de produire du lait pendant un certain temps.

ÉVITER LA MASTITE

Vous pouvez réduire le risque de développer une mastite en :

- vérifiant que vous ne portez pas un soutien-gorge ou un vêtement qui fait pression sur un canal et l'empêche de se vider.
- nourrissant votre bébé aussi souvent qu'il le souhaite.
- ne vous absentant pas trop longtemps entre deux boires. Par exemple, les canaux peuvent se bloquer la première nuit où votre bébé ne s'éveillera pas pour boire.

ABCÈS DU SEIN

Heureusement, les abcès du sein sont très rares. Un abcès est une infection du sein non traitée, du pus qui s'est accumulé dans la région du sein affectée, souvent à la suite d'une mastite. Vous saurez que vous souffrez d'un abcès si une région de votre sein est enflée et généralement rouge.

L'abcès répond parfois à des doses massives d'antibiotiques. Dans le cas contraire, un traitement chirurgical devra être envisagé. Ce traitement consiste en l'insertion d'un tube pour aspirer l'abcès ou le drainer. Vous devrez subir une anesthésie locale et, selon l'emplacement de l'incision, vous devrez peut-être cesser d'allaiter votre bébé avec ce sein jusqu'à ce que celui-ci soit complètement guéri.

L'ALLAITEMENT EST-IL MEILLEUR ?

Plusieurs femmes qui commencent à allaiter cessent de le faire bien avant le moment prévu – souvent parce que les choses ne se sont pas passées comme elles l'avaient prévu. Elles cessent avec regret et après avoir bien réfléchi parce qu'elles en arrivent à la conclusion qu'elles et leur bébé seront plus heureux avec la préparation lactée.

ABANDONNER, EST-CE LA SEULE SOLUTION ?

Pensez à ce qui rend l'allaitement difficile pour vous. Si vous aviez prévu d'allaiter et que vous croyez le regretter si vous cessez, essayez d'abord de résoudre le problème. Parmi les raisons pour lesquelles les mères cessent d'allaiter :

■ « C'est une obligation exigeante… J'aimerais pouvoir sortir sans mon bébé. »

Une fois l'allaitement bien établi, rien ne vous empêche de remplir un biberon de lait maternel préalablement exprimé qui sera donné à votre bébé par une autre personne en votre absence. Ou bien, si cela n'est pas possible, vous pouvez toujours donner, à l'occasion, un biberon de préparation lactée. C'est beaucoup mieux que pas d'allaitement du tout (consultez les pages 86 et 87) !

■ « C'est trop compliqué. J'ai eu tant de problèmes et ça ne fonctionne pas. Je veux apprécier nourrir mon enfant et non pas le craindre. »

Obtenez du soutien et des informations pratiques (consultez les pages 76 à 78). Un allaitement difficile ne deviendra pas facile du jour au lendemain. À moins d'être totalement convaincue que les conseils reçus jusqu'à maintenant sont les seuls valables, vous pouvez considérer d'autres options.

■ « Ça ne se passe pas bien du tout. J'ai donné tellement de biberons à mon bébé jusqu'à maintenant. Presque après chaque boire au sein. Je crois qu'il n'y a plus rien à faire. »

4

Si vous pensez que votre approvisionnement en lait diminue parce que vous donnez des biberons de préparation lactée à votre bébé, vous pouvez l'augmenter mais vous aurez besoin de beaucoup de détermination (consultez la page 111).

■ « Je me trouve égoïste. J'ai l'impression que je suis la seule à souhaiter allaiter et que mon bébé ne souhaite être nourri qu'au biberon. Il semble toujours plus heureux après un biberon. »

L'allaitement réussi est un gage de bonne santé pour votre bébé. Il est par contre évident qu'un biberon, à court terme, est plus satisfaisant qu'une lutte pour boire au sein. Les bébés ont tendance à mieux dormir après un boire au biberon simplement parce qu'ils sont plus rapidement rassasiés. Vous pouvez obtenir le même résultat avec l'allaitement. Ne croyez pas que vous êtes égoïste. Vous pensez à la santé de votre bébé autant qu'à votre désir d'allaiter.

DÉCIDER DE CESSER

Si vous décidez d'arrêter, consultez les pages 108 et 109. On y traite des sentiments que vous éprouverez. Vous pourrez aussi déterminer plus facilement le meilleur moment de passer à la préparation lactée pour vous et/ou pour votre bébé. Rappelez-vous que la décision vous appartient. À vous et à personne d'autre.

CE QU'ON VOUS DIRA PEUT-ÊTRE

Lorsque vous vous questionnez pour savoir si vous persisterez à allaiter, on vous servira une pléiade de commentaires qui vous feront douter encore plus, par exemple :

- « Ne t'inquiète pas tant, tu t'en fais pour rien. »
- « Les préparations lactées d'aujourd'hui sont aussi bonnes et nourrissantes que le lait maternel. »
- « Tous mes enfants ont été nourris au biberon et ils sont tous en bonne santé. »
- « Si tu nourrissais au biberon, je pourrais faire plus pour t'aider. »

LES AVANTAGES POUR VOUS

Seriez-vous moins fatiguée si vous cessiez d'allaiter ?

L'allaitement en soi n'est pas fatigant physiquement. Et vous devez vous asseoir ou vous étendre pour allaiter. De plus, l'acte même d'allaiter contribue à la sécrétion d'une hormone qui favorise la relaxation. Et si vous arrêtez, l'effort consacré à allaiter sera remplacé par le travail quotidien requis pour la préparation de biberons.

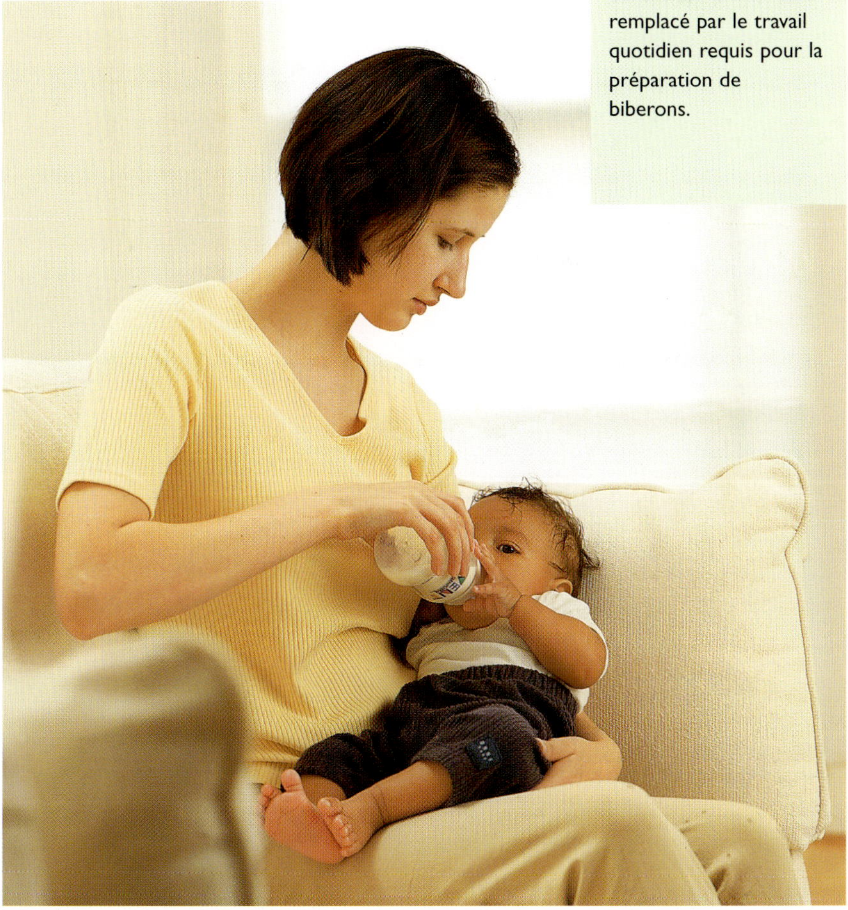

4

LE MUGUET

Le muguet ou candida est une infection causée par un champignon, le *Candida albicans,* qui peut se trouver à peu près partout dans le corps.

Bien des femmes souffrent d'épisodes occasionnels de muguet vaginal, caractérisé par des démangeaisons, et parfois par des douleurs au niveau de la vulve et du vagin, accompagnées de pertes ressemblant à du fromage cottage si l'infection persiste.

Le muguet peut aussi s'attaquer aux mamelons et aux canaux dans vos seins. L'environnement chaud et sucré du mamelon et des canaux crée les conditions parfaites pour la prolifération du muguet.

SIGNES D'INFECTION

Vous souffrez peut-être du muguet si vos mamelons sont douloureux, gercés, qu'ils démangent ou sont sensibles et que vous éprouvez aussi l'une des conditions suivantes.

- Vos mamelons sont douloureux après un allaitement qui s'est bien déroulé.

- Malgré un changement de position ou une meilleure prise du sein, vos mamelons demeurent douloureux.

- Vous avez pris une série d'antibiotiques. Les antibiotiques peuvent vous rendre plus sensible au candida puisqu'ils réduisent la capacité de votre corps à combattre les infections fongiques.

- Vous avez souffert de muguet vaginal. Si c'est le cas, le champignon peut être transmis à votre bébé pendant la naissance, ou plus tard si vos mains ne sont pas toujours bien lavées.

- Vous éprouvez de la douleur dans le sein. Généralement, les mères décrivent cette douleur comme irradiante ou fulgurante, pendant et/ou après le boire.

SIGNES D'INFECTION CHEZ LE BÉBÉ

Votre bébé peut avoir ou non du muguet dans la bouche. Si c'est le cas, vous verrez sur sa langue, ses gencives ou à l'intérieur de ses joues des taches blanches ou crémeuses.

Dans ce cas, vous pouvez être presque certaine que votre bébé souffre de muguet. Parfois, sa bouche est si douloureuse qu'il se nourrit avec difficulté et ne semble jamais rassasié. D'autres fois, les bébés n'en sont nullement affectés.

Il semble que les mères et les bébés peuvent s'échanger le muguet. Si c'est le cas, vous devrez tous deux être traités. Ne pensez pas que si vous êtes infectée et que votre bébé ne présente aucun symptôme, il n'a pas besoin d'être traité.

TRAITER LE MUGUET

Si vous pensez que vous ou votre bébé souffrez du muguet, consultez un médecin qui pourra le confirmer et prescrire une médication antifongique pour vous deux.

Pour votre bébé, le traitement pourra consister en

- un gel

contenant un médicament antifongique qu'on applique du bout du doigt dans la bouche du bébé.

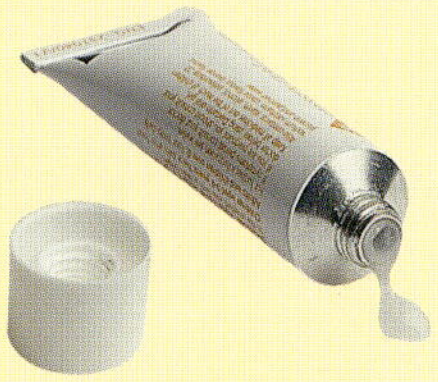

- des gouttes

contenant un médicament antifongique et qui peuvent être avalées.

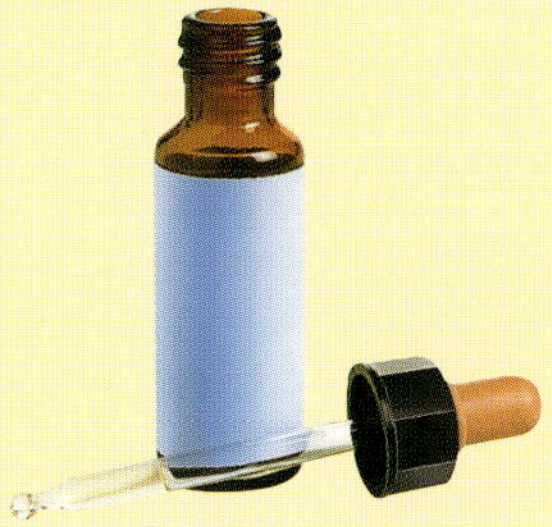

Pour vous, le traitement pourra consister en

- une crème

contenant un médicament antifongique qu'on applique du bout du doigt sur les mamelons.

- des comprimés ou des capsules

contenant un médicament antifongique et qu'on prend par voie buccale. Ce traitement est utilisé quand le muguet affecte les canaux des seins. Une certitude : le traitement est relativement long – jusqu'à 14 jours. La douleur peut être présente pendant une dizaine de jours ; vous devrez donc être patiente. Dans d'autres cas, elle commencera à disparaître beaucoup plus rapidement.

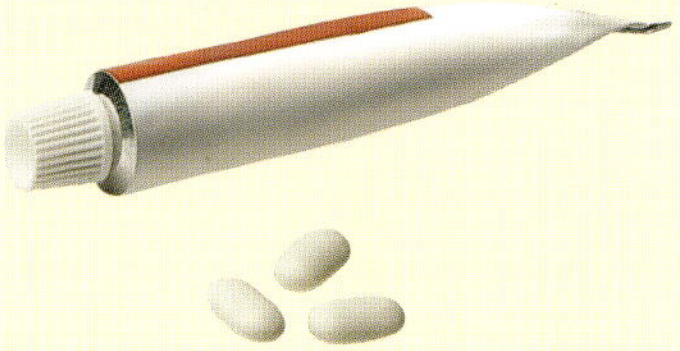

COMMENT ÉVITER LA PROLIFÉRATION DU MUGUET

Les règles d'hygiène normale s'appliquent.

- Chaque membre de la famille utilise sa propre serviette pour éviter de transmettre l'infection.

- Tout ce que votre bébé met dans sa bouche, par exemple les suces, les tétines de biberons ou les anneaux de dentition, doivent être stérilisés pendant au moins 20 minutes dans l'eau bouillante. L'eau bouillante semble plus efficace pour tuer le muguet que les liquides ou les comprimés de stérilisation. On ne sait pas si la stérilisation à la vapeur est efficace.

- Si vous utilisez un tire-lait pour exprimer du lait, faites bouillir les composants qui sont en contact avec votre lait.

OÙ TROUVER DE L'AIDE

Peu importe la méthode adoptée pour nourrir votre bébé, lorsque vous êtes une nouvelle maman, vous avez besoin d'amis et de parents avec qui vous pouvez avoir des conversations d'adultes, de temps à autre. Votre bébé est sans contredit la plus belle chose qui vous est arrivée mais il n'est pas pour autant votre unique source de compagnie, de stimulation et de divertissement. Si vous allaitez, vous avez peut-être plus besoin d'encouragement et de soutien de la part de personnes avant vécu l'expérience.

DES AMIES QUI ALLAITENT

La recherche montre que le fait d'avoir des amies qui allaitent constitue une source réelle de soutien et que les mères qui ont de telles amies allaitent plus longtemps.

Demandez à votre sage-femme ou à votre infirmière si elle connaît des mères avec un jeune bébé dans votre secteur. Un groupe de soutien se trouve peut-être près de chez vous. De tels groupes sont appréciables puisqu'ils proposent un soutien de mère à mère et la possibilité de développer des amitiés.

Si vous traversez une mauvaise période ou que vous êtes épuisée depuis quelques jours, vous serez réconfortée par une personne qui peut affirmer : « Ça m'est arrivé à moi aussi, et voici ce que j'ai fait qui m'a aidée. » Gardez en tête que ce qui fonctionne pour une autre personne ne fonctionne pas nécessairement pour tout le monde mais que le soutien que vous pouvez obtenir des gens qui favorisent l'allaitement et la dose de confiance que des mères qui allaitent depuis longtemps peuvent vous donner sont inestimables.

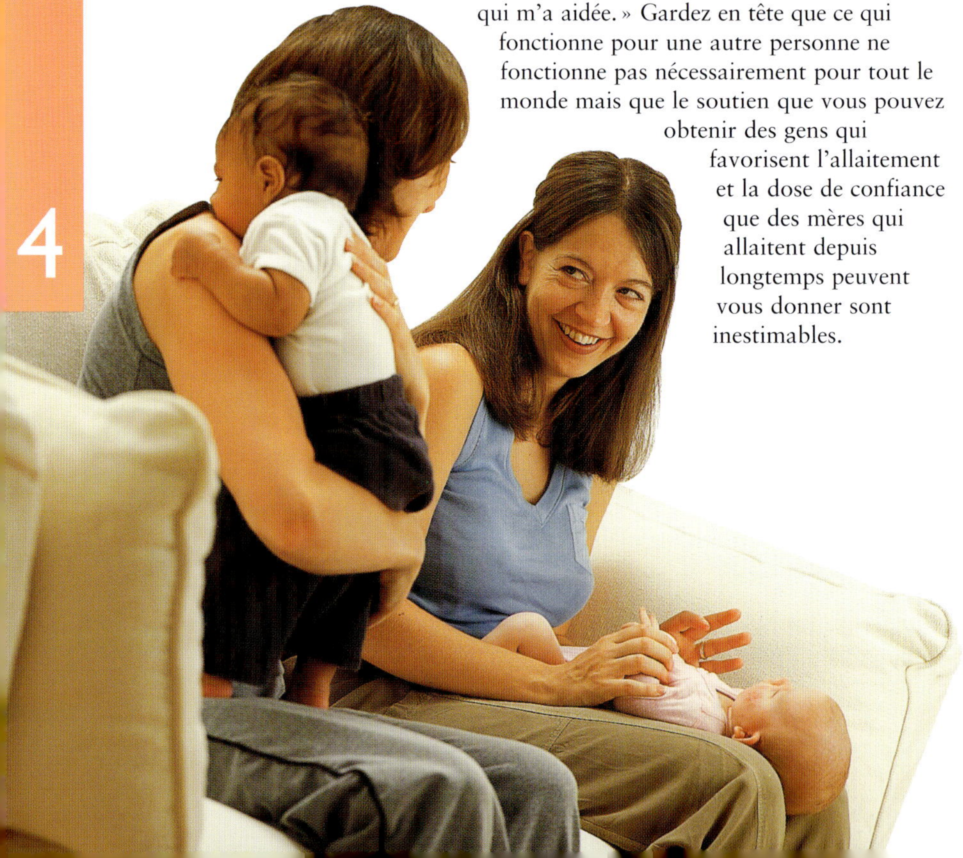

4

SOUTIEN PROFESSIONNEL

Certains professionnels de la santé s'avèrent de merveilleuses sources de soutien. Ils connaissent l'importance de l'allaitement et de quelle façon vos sentiments peuvent affecter sa réussite.

- Les sages-femmes et les professionnels de la santé ont tous été formés pour aider les femmes qui allaitent. Certains sont par contre plus à jour que d'autres. Si vous n'êtes pas satisfaite des conseils et des renseignements que l'on vous donne, posez vos questions à d'autres personnes ou cherchez à savoir s'il n'existe pas d'autres possibilités.

- Règle générale, les médecins ne sont pas des experts de l'allaitement au quotidien, bien que certains soient très bien informés et puissent offrir un soutien valable. Vous ne pouvez tenir pour acquis que votre médecin a étudié l'allaitement à l'école de médecine. De plus, leurs connaissances dépendent parfois de leur expérience personnelle, ce qui peut vous induire en erreur. Remplacer la formation par l'expérience personnelle peut parfois mener à des conseils erronés. Encore une fois, si vous n'êtez pas satisfaite des conseils que l'on vous donne, demandez une seconde opinion.

CONSEILLÈRES NON PROFESSIONNELLES

Il existe de nombreux groupes qui forment les mères avant d'allaiter et leur donnent les outils nécessaire au soutien et à l'encouragement d'autres mères. Les femmes qui en font partie peuvent être appelées conseillères. Les programmes de formation qu'elles suivent ont pour objectif de soutenir la mère et de lui donner la confiance nécessaire pour qu'elle puisse faire ses propres choix. Les conseillères ne tenteront pas de vous forcer à allaiter ou de continuer l'allaitement si ce n'est pas ce que vous souhaitez.

Votre professionnel de la santé ou votre sage-femme connaît les conseillères de votre région. Sinon, contactez un groupe comme la ligue de La Lèche pour obtenir les coordonnées d'un représentant local. Certains organismes proposent le soutien d'un groupe, d'autres du soutien individuel. La plupart des conseillères peuvent prodiguer des conseils au téléphone et même par courriel.

Par contre, une visite en personne sera peut-être nécessaire si vous avez avec un problème de position et de prise du sein par le bébé puisque c'est plutôt compliqué à expliquer au téléphone. Souvent, trouver une solution requiert autre chose qu'un truc ou une astuce. On vous encouragera plutôt à évaluer différentes options, à trouver une piste, une façon de faire qui vous convient. Les conseils se fondent sur une bonne connaissance du fonctionnement physiologique de l'allaitement. Votre conseillère sera en mesure de vous expliquer les conséquences de l'une ou l'autre des options que vous choisirez pour votre allaitement.

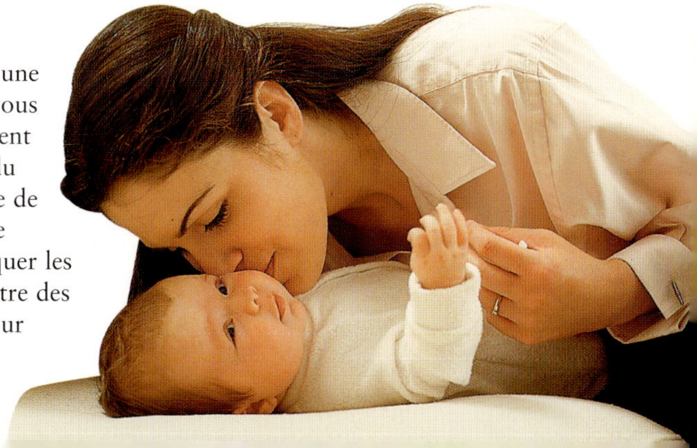

DÉPRESSION POST-PARTUM

Ce type de dépression affecte environ 12 à 15 % des nouvelles mamans. Un pourcentage beaucoup plus important souffrent également de périodes de solitude, de détresse, d'anxiété et d'isolement.

Si vous croyez souffrir de dépression postnatale, vous aurez besoin d'aide et de soutien de la part des gens qui vous entourent. Mais ne pensez pas que vous devez cesser l'allaitement. Pour bien des femmes, l'allaitement est justement un des aspects positifs de la parentalité qui les aide à traverser les périodes plus difficiles. Pour d'autres, l'allaitement est plus vécu comme une demande de plus de la part de leur bébé qui les fait sentir coupables.

Si vous souhaitez continuer d'allaiter tout en étant traitée pour la dépression post-partum, dites-le à votre médecin. Ce dernier pourra probablement vous prescrire des médicaments qui sont sans danger pour votre bébé. Si vous devez être à l'hôpital pour subir un traitement, tentez d'y aller avec votre bébé. Même si vous croyez être trop malade pour en prendre soin, le fait d'être proche de lui et de bâtir votre relation avec lui sera plus facile s'il est avec vous, au moins un certain du temps. Consultez les pages 104 à 105.

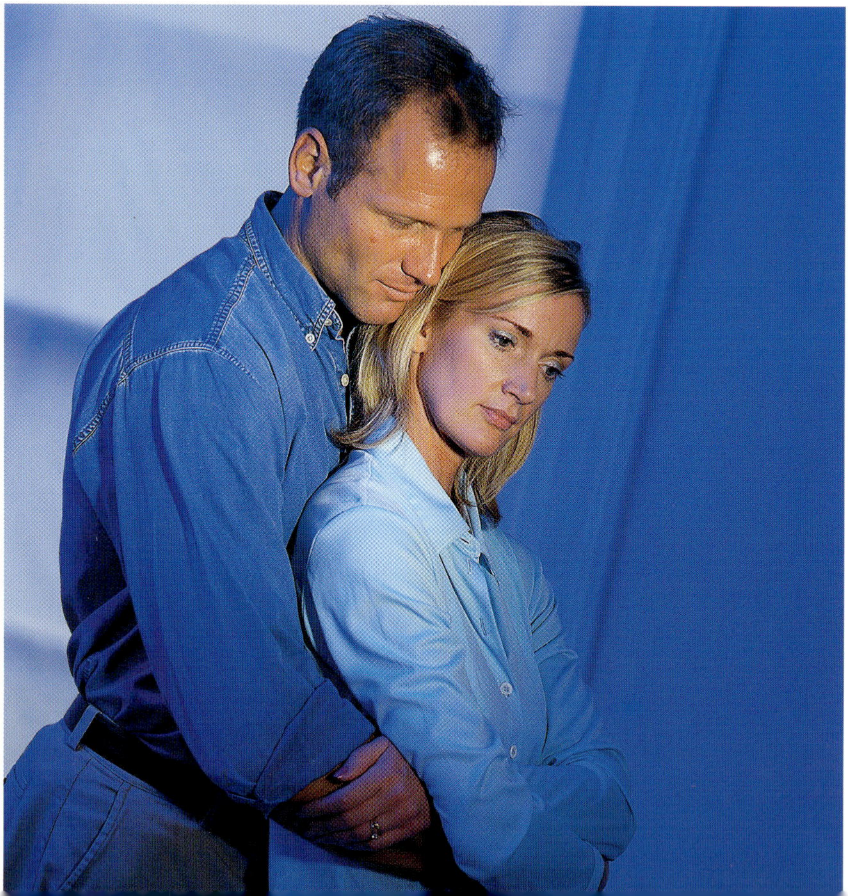

ALLAITER UN BÉBÉ PLUS ÂGÉ

Vous pouvez allaiter votre bébé aussi longtemps que vous en avez tous les deux envie. Au moment où vous déciderez d'arrêter, vous le ferez de manière à ne pas perturber votre bébé. Il existe des manières tout en douceur de sevrer un bébé. Ici, vous verrez comment combiner l'allaitement avec les aliments solides et à quel moment commencer.

Nous aborderons aussi ce qui est à faire et à ne pas faire lorsque vous présentez le biberon à votre bébé, et nous expliquons comment l'allaitement change au fur et à mesure que votre bébé vieillit.

Même si la plupart des mères commencent par l'allaitement, c'est une minorité qui allaitent au-delà des premières semaines. Et c'est bien regrettable puisque c'est souvent à partir de cette période que l'allaitement devient une relation quotidienne douce et agréable. C'est à partir de ce moment que vous gagnez en confiance et que votre bébé est souvent devenu expert en la matière. Et c'est le moment où bien des mères se disent : «Je suis heureuse d'avoir persisté, ça vaut vraiment la peine ! »

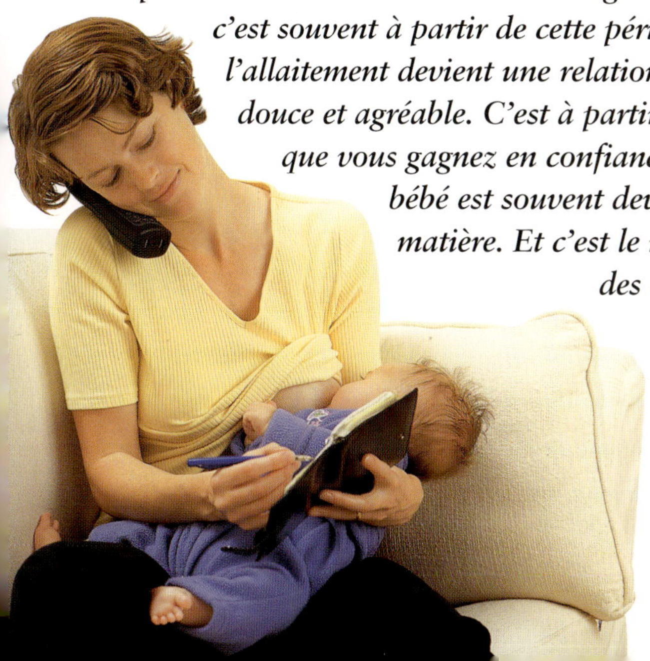

INTRODUIRE LES ALIMENTS SOLIDES

De nos jours, on considère que la majorité des bébés sont prêts à consommer des aliments solides entre quatre et six mois. Selon certains experts, si une famille présente d'importants antécédents d'allergies, on devrait attendre que le bébé ait au moins six mois.

QUAND PRÉSENTER LES ALIMENTS SOLIDES

Vous pouvez penser à présenter des aliments solides à votre bébé si celui-ci est âgé d'au moins quatre mois et que ce qui suit s'applique.

- Il démontre de l'intérêt pour la nourriture qui se trouve dans les assiettes des autres ; il tend la main pour la toucher.
- Il peut prendre des objets et les téter afin des les examiner de plus près.
- Il apprécie que vous lui donniez quelques morceaux d'aliments solides alors qu'il est assis sur vos genoux.

Choisissez un moment qui vous convient. Vous retournez au travail et aimeriez que la personne qui prendra soin de votre enfant lui donne des aliments solides et une boisson pendant la journée plutôt que de lui donner du lait maternel exprimé.

Ne vous rendez pas la vie impossible en présentant les aliments solides pour la première fois alors que vous planifiez un voyage : votre bébé peut attendre. Les premiers aliments solides qui devront être présentés à votre bébé sont ceux qui l'aideront à s'habituer aux différents goûts et à une gamme variée de textures. Le lait demeure ce qu'il y a de plus nourrissant pour lui.

LES PREMIERS ALIMENTS

Nul besoin d'acheter des aliments spéciaux pour votre bébé. Il existe des aliments qui conviennent à votre bébé dès le tout début et que vous pouvez partager avec lui. Les aliments suivants, écrasés, en purée ou passés au tamis pour éliminer les grumeaux, sans assaisonnements, sel ou sucre, feront bien l'affaire.

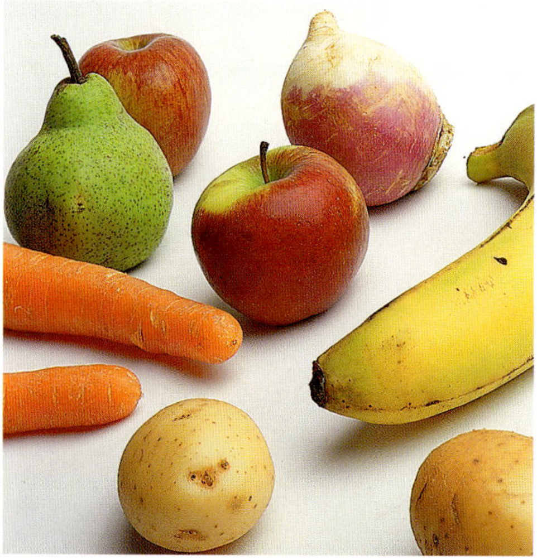

- Pommes de terre cuites
- Rutabaga ou navet cuit
- Carottes cuites
- Poires bien mûres et pelées
- Pommes bien mûres et pelées
- Bananes

Peu importe ce qui constituera les premières bouchées d'aliments solides de votre bébé, offrez-le en petites quantités. Les bébés en bonne santé connaissent bien leur appétit. Les forcer à manger lors des repas ne causera que frustration et angoisse.

À QUELLE FRÉQUENCE DOIT-ON OFFRIR LES ALIMENTS SOLIDES ?

Il est judicieux de commencer par un repas par jour. Ce peut être avant, après ou même pendant que vous allaitez votre bébé, selon ce qui vous convient le mieux. Au fur et à mesure que votre bébé mange une quantité croissante d'aliments solides, vous pouvez faire coïncider ses repas avec ceux du reste de la famille. Certains bébés prennent trois mois et même plus avant de manger trois repas par jour, d'autres s'habituent plus vite à ce régime.

ALIMENTS À PRÉSENTER ULTÉRIEUREMENT

Certains aliments sont difficiles à digérer pour un bébé et leur ingestion précoce peut mener au développement d'allergies ou d'intolérances alimentaires. Vous pourrez toutefois les offrir à votre bébé lorsqu'il sera habitué aux aliments simples, aux aliments de base.

Attendez pour offrir les aliments qui suivent.

- Céréales contenant du gluten. Le gluten est présent dans le blé et dans tous les aliments qui contiennent du blé. Ce sont la plupart du temps des produits à base de farine, dont le pain.
- Les œufs. Offrez le jaune d'œuf bien cuit à partir d'environ six mois, puis le blanc d'œuf lorsque votre bébé aura au moins atteint huit mois.
- Les agrumes.
- Le fromage.
- Les noix.
- La viande et le poisson.

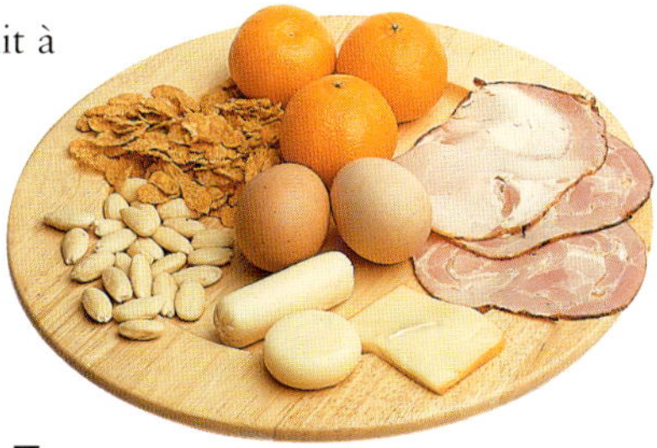

NOURRITURE PRÉHENSIBLE

Une pléiade d'aliments peut être offerte sous forme de nourriture préhensible. Coupez ou tranchez tout simplement des aliments en petites bouchées que votre bébé pourra facilement prendre et manipuler alors qu'il les mastique, qu'il les gruge ou qu'il les suce.

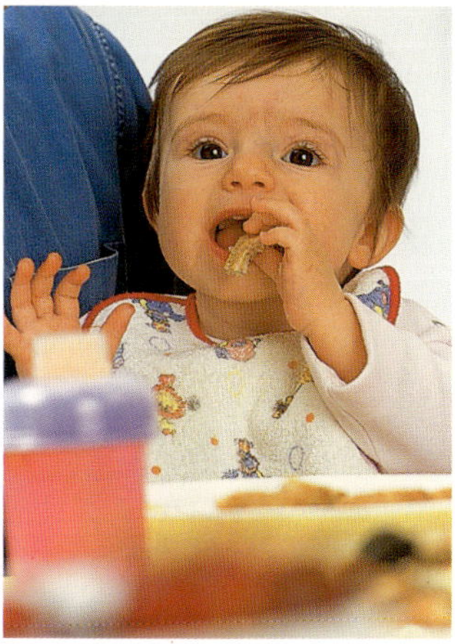

Avertissement !

Restez toujours avec votre bébé pendant qu'il mange au cas où il s'étoufferait.

PRÉPARATION DES ALIMENTS

Écraser les aliments à la fourchette est généralement suffisant, du moins pour la plupart des aliments et pour la majorité des bébés. Si vous offrez des aliments en purée lisse, certains bébés s'habitueront à ce point à la texture lisse qu'ils refuseront tout ce qui n'est pas complètement exempt de grumeaux.

ALIMENTS SAINS POUR BÉBÉS

Après l'âge d'environ six mois, les bébés ont besoin de plus de calories pour l'énergie et de fer supplémentaire, provenant des céréales, des produits laitiers, des œufs, de la viande, du poisson et des légumineuses.

Votre bébé a aussi besoin d'exercer ses compétences sociales. Les repas avec le reste de la famille sont une occasion qu'il ne veut pas manquer.

PEU ET SOUVENT

Il est normal pour un bébé de boire et de manger plusieurs fois par jour, ce qui inclut les repas et les collations, sans toutefois ingérer de grandes quantités de nourriture chaque fois. Les bébés ont besoin d'aliments riches en calories et tirent tous les avantages des vitamines liposolubles présentes dans le yaourt entier, les fromages et autres produits riches en matières grasses. Pour cette raison, donnez des produits laitiers riches en matières grasses à votre bébé. N'oubliez pas: le conseil santé selon lequel il faut choisir des aliments faibles en gras est destiné aux adultes, pas aux bébés et aux jeunes enfants.

Choisissez des aliments non sucrés; offrir régulièrement des aliments sucrés est très mauvais pour la santé dentaire de votre bébé.

LES BESOINS D'UN BÉBÉ DE NEUF MOIS

Féculents – céréales, pain, pâtes, pommes de terre	3 à 4 portions par jour
Fruits et légumes, incluant une portion de jus de fruit	3 à 4 portions par jour
Protéines – poisson, viande, œufs, fromage	1 portion par jour

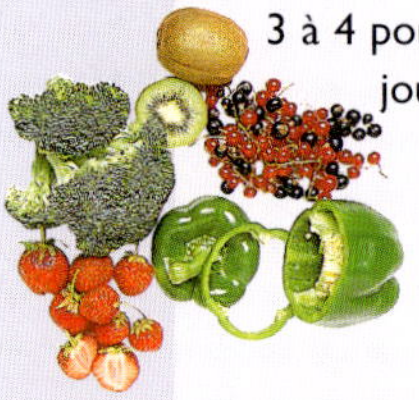

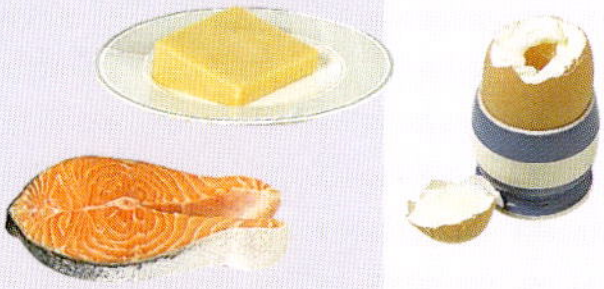

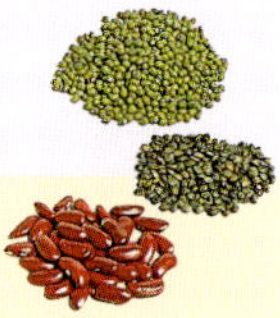

Les bébés végétariens obtiennent leurs protéines de sources végétales et ils devraient recevoir deux portions de légumineuses, de grains ou de fèves par jour.

La grosseur d'une portion dépendra de l'appétit de votre bébé. Commencez avec une petite quantité que vous augmenterez au fur et à mesure que l'appétit de votre petit augmentera.

SACHETS, BOÎTES DE CONSERVE ET POTS

Les aliments commerciaux pour bébés sont aussi faciles à utiliser que pratiques et sécuritaires.

Ils sont généralement préparés sans additifs artificiels mais lisez bien l'étiquette pour éviter ceux qui contiennent beaucoup de sucre et un contenu élevé en eau. Rappelez-vous que le principal ingrédient d'un aliment emballé est le premier sur l'étiquette.

Le principal désavantage des aliments commerciaux pour bébés est qu'ils sont dispendieux si vous les utilisez tout le temps et qu'ils ont tendance à être très lisses, ne permettant pas à votre bébé de s'habituer à différentes textures.

AJOUTER DES VITAMINES

Consultez votre médecin ou votre professionnel de la santé si vous pensez donner des suppléments vitaminiques à votre bébé. Les bébés plus âgés et les tout-petits dont le régime alimentaire est sain et qui passent du temps dehors chaque jour n'ont besoin d'aucun supplément - la vitamine D est captée par le corps lorsque celui-ci est exposé au soleil.

CE QUE VOTRE BÉBÉ NE PEUT MANGER POUR LE MOMENT

Évitez les noix entières (les bébés s'étouffent facilement).

Les aliments salés ne conviennent pas puisqu'ils donnent soif. À moins que votre bébé n'obtienne les liquides nécessaires, une déshydratation grave peut se produire. La déshydratation chez les jeunes bébés peut être très grave.

L'allergie alimentaire réelle existe mais elle est peu fréquente. Vous devriez tenter d'obtenir un diagnostic adéquat si vous croyez que votre enfant réagit à un aliment chaque fois qu'il l'ingère. Des réactions graves requièrent un traitement médical immédiat.

VOTRE BÉBÉ ET LES REPAS FAMILIAUX

Après l'âge de six mois, votre bébé peut plus facilement partager les repas familiaux. Assoyez-le à table dans sa chaise haute ou sur vos genoux. Vous devrez peut-être lui donner son repas du soir avant que le vôtre ne soit prêt - un bébé ne peut attendre trop longtemps un repas à moins d'avoir mangé une collation nourrissante dans l'après-midi. Et bien des bébés se couchent tôt le soir. Dans le même ordre d'idées, des bébés plus âgés voudront prendre tôt le repas du midi (vers 11 h ou 11 h 30), après quoi il feront la sieste. Votre vie sera d'autant plus facile si vous êtes flexible pour les heures de repas et que vous vous attendez à ce que la routine de votre bébé change avec le temps.

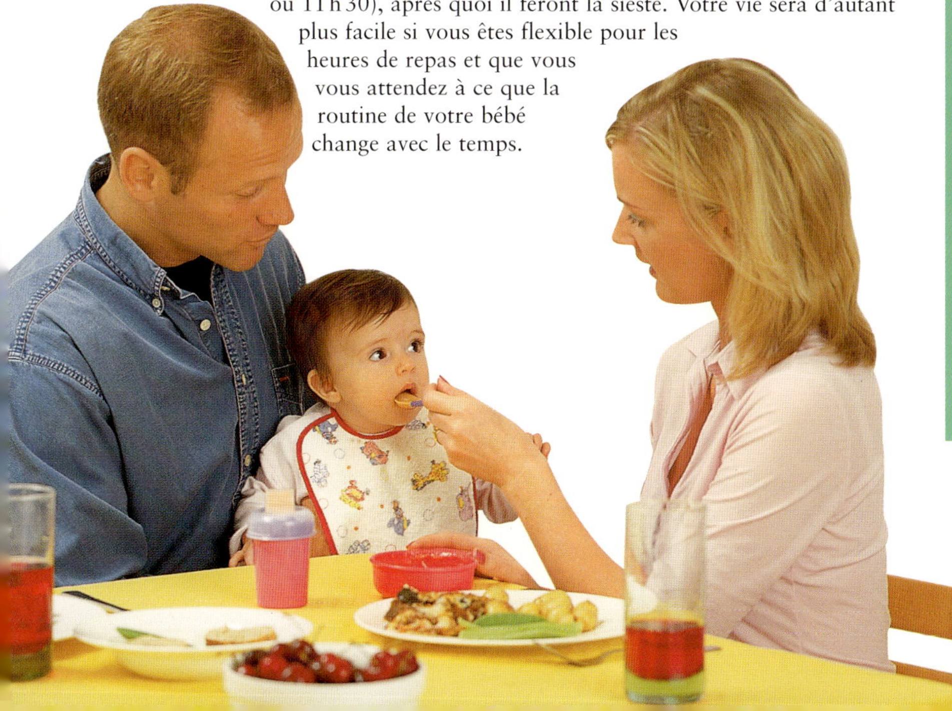

5

ALLAITEMENT PROLONGÉ

Avec le temps, vous ne ressentirez pas l'allaitement de la même manière. Au début, la prolactine « produit » le lait, comme nous l'avons vu aux pages 26 à 29. Des études montrent toutefois que les niveaux de prolactine diminuent dans le sang pendant les six premiers mois suivant la naissance. À un moment donné au cours de la première année, ils reprennent leur niveau normal, même si vous allaitez toujours en exclusivité.

Le lait maternel est alors produit grâce à un stimulus différent. Il est produit sans prolactine tout simplement parce qu'il est retiré des seins par votre bébé. C'est ce qu'on appelle la réponse « autocrine » ou « autonome » par opposition à une réponse « endocrine » ou provoquée par les hormones, soit celle des premiers jours, des premières semaines et des premiers mois.

La biochimie exacte de ce changement n'est pas entièrement comprise mais il semble que la « chaîne de production » du lait passe au stade où le lait est toujours disponible pour votre bébé, où plus de lait est produit s'il tète et quand il tète, sans pour autant qu'il y ait production supplémentaire jour et nuit et que vos seins soient remplis à pleine capacité en tout temps.

Le principe de l'offre et de la demande s'applique donc : plus votre bébé boit, plus la quantité de lait mise à sa disposition sera grande. Mais la production ne cesse pas pour autant s'il y a beaucoup de temps entre les boires, comme c'est souvent le cas lorsque votre bébé mange des aliments solides, quand il dort pendant de plus longues périodes ou qu'il passe plus de temps en garderie ou à l'extérieur de la maison.

« JE N'AI PLUS DE LAIT ! »

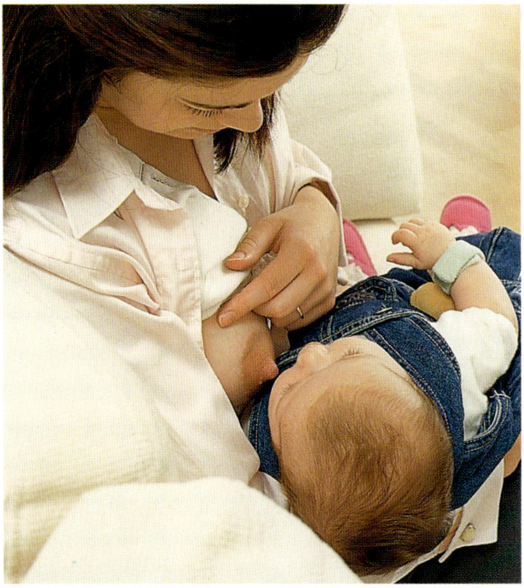

Cette inquiétude est rarement réelle. Ne vous inquiétez pas si vos seins sont plus mous et semblent « vides » alors que votre bébé vieillit. Cela ne signifie pas que vous ne produisez pas ce dont il a besoin. La seule différence est que vous n'entreposez plus de lait : vous le produisez à la demande.

La souplesse de ce système signifie que si votre bébé cesse de manger des aliments solides, s'il est malade ou a besoin d'une plus grande quantité de lait, peu importe la raison, vous produirez plus de lait pour répondre à ce nouveau besoin.

5

RESTAURATION RAPIDE !

Comment cette production instantanée fonctionne-t-elle ? Imaginez que vous êtes gérante d'un nouveau restaurant-minute.

Au début, vous ne savez pas combien de hamburgers vous vendrez chaque jour. Pour ne pas en manquer, vous demandez au personnel d'en préparer plus que nécessaire. De cette façon, même s'il y a un fort achalandage, des hamburgers seront prêts. Votre personnel manque d'expérience et a besoin d'une réserve de burgers supplémentaires pour s'assurer qu'il n'en manquera pas et qu'aucun client ne sera déçu.

Après un certain temps, votre personnel prend de l'expérience et travaille plus rapidement. Il n'a plus besoin de cette réserve pour répondre au besoin pendant les périodes achalandées. Le personnel est capable de préparer les burgers au fur et à mesure que les clients se présentent. Plus de hamburgers sont vendus, plus de hamburgers sont préparés. Ils sont préparés au fur et à mesure qu'on les commande et seulement quelques-uns de plus sont préparés à la fois.

Si un achalandage imprévu survient, aucun problème !

Votre personnel n'a qu'à travailler un peu plus vite pour répondre à la demande.

C'est exactement de cette manière que l'allaitement fonctionne. Votre bébé et vous travaillez ensemble pour devenir un client et une gérante d'expérience !

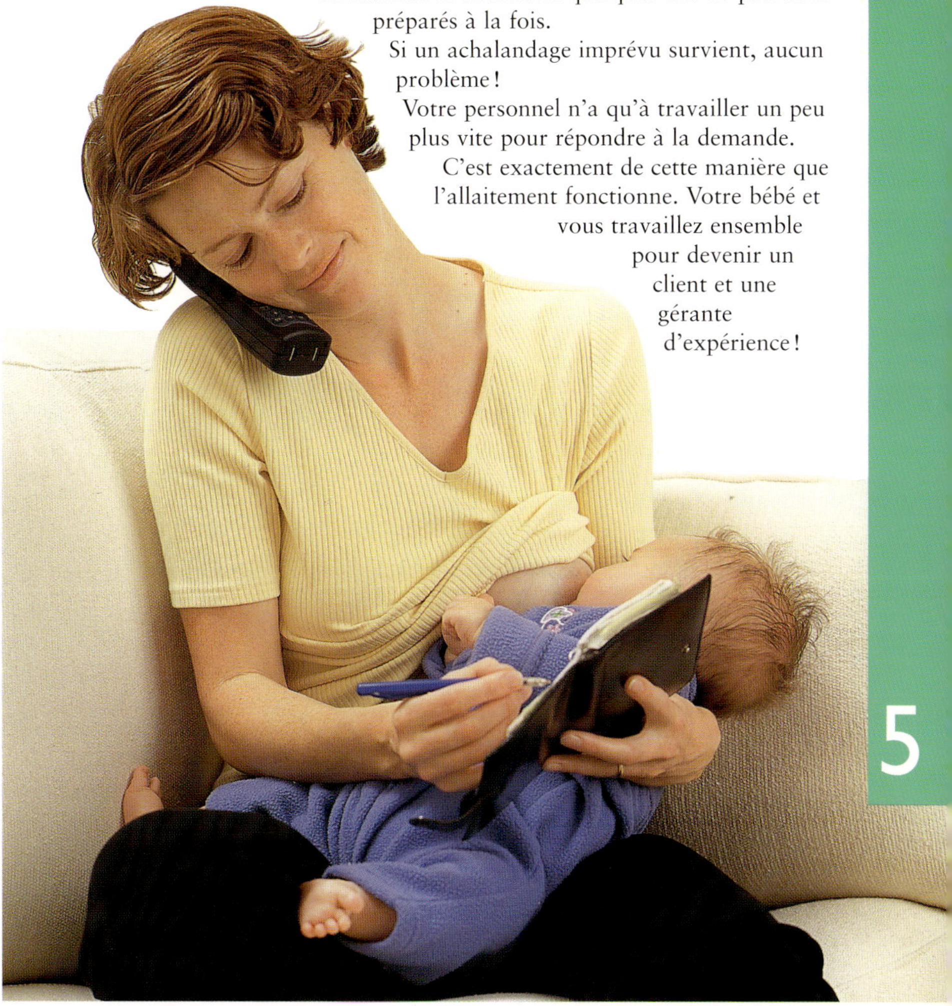

SEIN OU BIBERON ?

On vous mettra peut-être en garde contre l'introduction du biberon à un bébé allaité puisque cela signifie une stimulation moindre de la production de lait, donc moins de lait maternel. Un bébé qui prend le biberon au lieu du sein risque de rater plus d'un allaitement. S'il prend un biberon de préparation lactée, il digérera plus lentement que s'il s'agissait de lait maternel et demandera donc le sein moins souvent. Si cela ne se produit plus que très rarement, votre corps réagira en produisant moins de lait maternel. Toutefois, c'est beaucoup plus compliqué.

L'APPROVISIONNEMENT EN LAIT MATERNEL

L'approvisionnement en lait maternel est adaptable et ne dépend pas continuellement du fait que le bébé ne consomme aucun autre aliment. Il faut toutefois savoir que le seul moment sûr pour introduire le biberon est lorsque l'allaitement est bien établi.

Il n'y a pas eu beaucoup de recherche, mais nous savons que le fait de donner le biberon pendant les premières semaines a un lien à l'abandon complet de l'allaitement quelques semaines plus tard. Mais ce pourrait être, du moins en partie, parce que les biberons sont introduits alors que la situation est déjà problématique.

Cela peut aussi dépendre de ce que contiennent les biberons. Certaines mères donnent du lait maternel exprimé dans un biberon et pas des préparations lactées. Ce qui signifie que les seins continuent d'être stimulés par l'expression du lait. Dans ce cas, le biberon ne prend pas vraiment la place d'un allaitement. Alors, même très tôt, cette initiative a probablement moins d'effet sur l'approvisionnement en lait maternel.

Au fur et à mesure que le bébé vieillit, vous pouvez commencer à utiliser des biberons de préparation lactée pour leur côté pratique. Sachez tout de même que plus vous attendrez, mieux ce sera, et que moins vous donnerez de biberons à votre bébé, mieux ce sera aussi !

AVANTAGES DE L'ALLAITEMENT SUR LA SANTÉ

Que dire des avantages de l'allaitement pour la santé ? Un bébé allaité seulement en partie est-il moins bien protégé ?

Certains avantages pour la santé - protection contre les allergies et les maladies respiratoires, par exemple - semblent dépendre du fait de donner exclusivement du lait maternel (allaitement exclusif) au moins pendant les trois à quatre premiers mois. La protection fournie par le lait maternel semble être ce que les experts qualifient de « protection reliée à la dose ». Une dose plus faible de lait maternel réduit la protection, sans toutefois l'éliminer.

Il est vrai que certaines recherches indiquent qu'un bébé vulnérable peut être sensibilisé même par un seul biberon de préparation lactée et peut développer une allergie alimentaire ou toute autre forme d'allergie. La majorité des études concluent que même si l'allaitement exclusif est le meilleur, un peu d'allaitement vaut beaucoup mieux que pas du tout.

COMMENT INTRODUIRE LA PRÉPARATION LACTÉE

Si vous avez décidé de combiner biberons et allaitement :

- Si vous le pouvez, attendez que votre bébé ait au moins deux mois (un âge arbitraire mais pour la plupart des mères, il représente un moment où l'allaitement est bien établi).
- Pensez à utiliser du lait maternel exprimé plutôt que de la préparation lactée.

L'expérience indique qu'en moyenne, la « chaîne de production » du lait maternel a besoin d'une stimulation réulière pendant cinq ou six mois avant de pouvoir survivre grâce à moins de cinq ou six allaitements/expressions de lait par jour. Bref, ne mélangez pas biberons et allaitement trop souvent ni trop tôt.

CONFUSION DU MAMELON ?

Le problème qui se produit lorsque le bébé semble avoir oublier comment boire au sein, après avoir fait l'expérience de la technique de succion nécessaire pour le biberon, est ce qu'on appelle la confusion du mamelon. De plus, les suces peuvent satisfaire le besoin de téter d'un bébé, ce qui le pousse à passer moins de temps au sein (consulter les pages 42 et 43).

La confusion du mamelon est une question controversée. Certains experts considèrent que les bébés peuvent boire au biberon et au sein, et que c'est seulement lorsqu'il y a un problème avec l'allaitement que le bébé se met à refuser le sein après avoir reçu un biberon. Il semble donc que lorsque l'allaitement se passe bien, il peut le reprendre plus facilement.

Pour plus d'informations pour savoir comment aider votre bébé à s'habituer au biberon, consultez les pages 90 et 91.

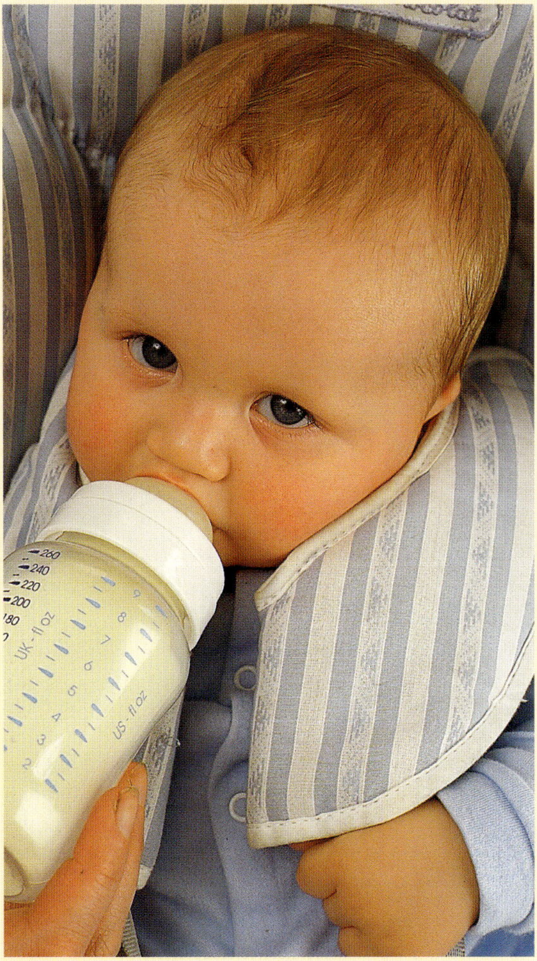

5

NOURRIR UN TOUT-PETIT

Partout dans le monde et de tous temps, les bébés ont toujours été allaités alors qu'ils étaient tout-petits et même plus vieux.

Les anthropologues ont étudié des communautés au sein desquelles l'allaitement est répandu, où les biberons sont une denrée rare sinon inconnue, et où les bébés et les mères dorment ensemble la nuit. Par exemple, au Mali ou en Afrique de l'Ouest, l'âge normal pour sevrer un enfant se situe autour de trois ou quatre ans.

En Occident, allaiter un bébé jusqu'à cet âge est très inhabituel. Cela se produit, la plupart du temps en privé et presque toujours la nuit. Parfois, la décision d'allaiter au-delà du sixième mois ou de la première année, délai normal dans notre société, n'est pas réellement consciente. Cela se produit en l'absence d'une décision de sevrage. Le bébé et sa mère continuent l'allaitement parce qu'aucun n'a envie d'arrêter ou de prendre des mesures pour encourager l'arrêt.

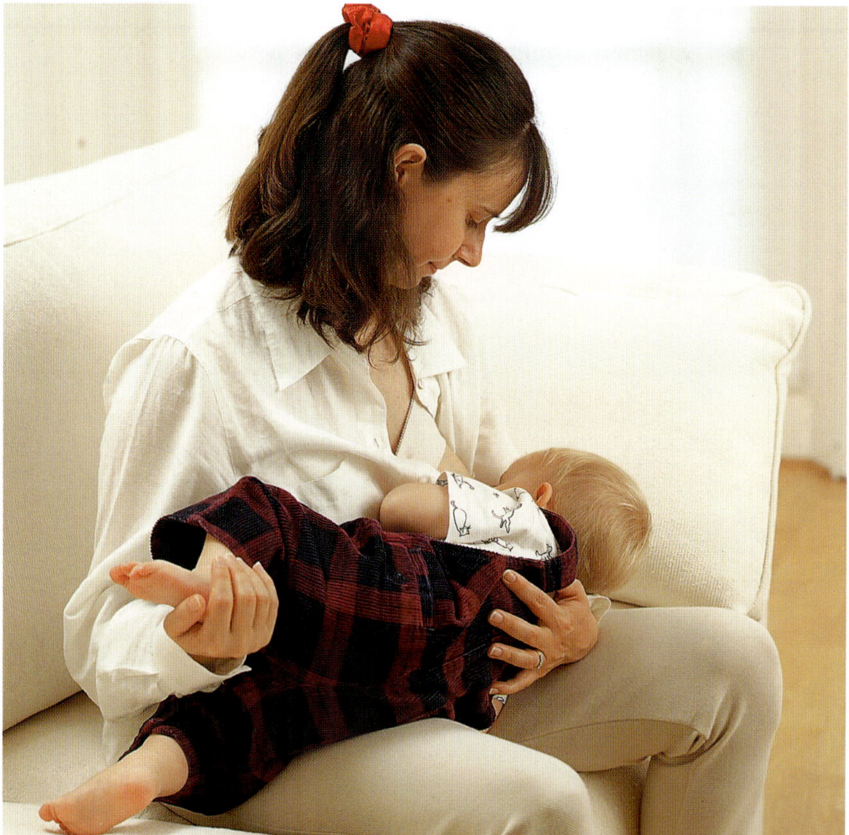

EST-CE UNE BONNE CHOSE ?

Allaiter signifie avoir toujours sous la main (en fait, sous le chemisier !) un moyen apaisant de réconforter votre enfant, de l'aider à se calmer pour qu'il trouve le sommeil la nuit, et vous avez un aliment qu'il consommera toujours, même malade. Ce peut être important puisqu'un enfant malade a besoin de liquide mais refusera souvent de boire autre chose.

Les mères qui doivent travailler le considèrent comme une manière de « se rebrancher » après une journée passée sans leur enfant.

C'EST RELAXANT AUTANT POUR LA MÈRE QUE POUR L'ENFANT

Un enfant qui mange normalement des aliments solides ne dépend pas du lait maternel de la même manière qu'un bébé. Le lait maternel continue tout de même de jouer un rôle en raison de sa qualité qui ne change jamais. Et il permet à votre enfant d'obtenir un aliment et une boisson nutritifs.

À QUELLE FRÉQUENCE LE TOUT-PETIT BOIT-IL ?

Généralement, les tout-petits boivent rapidement quelques gorgées, et plus rarement, ils boiront plus longtemps, surtout s'ils sont fatigués. Si votre enfant est allaité à son rythme et au besoin, ce peut être très souvent. Sinon, votre tout-petit prend peut-être le sein à l'heure des repas, ou avant d'aller au lit, donc quelques fois seulement par jour, et peut-être la nuit.

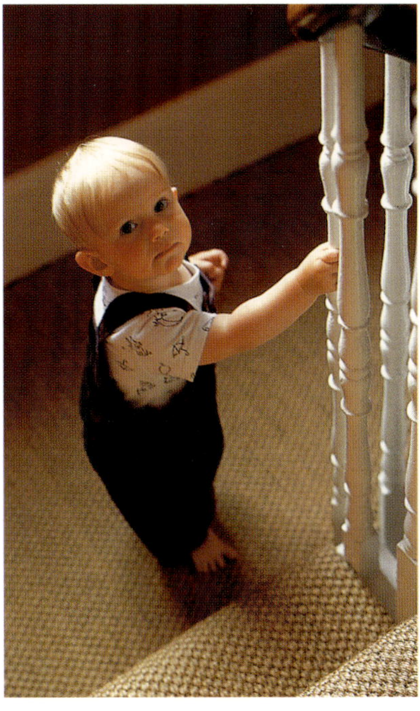

D'un autre côté, les tout-petits, en vieillissant, affirment leur préférences personnelles et peuvent demander le sein en dehors de leur routine. C'est à vous de décider si vous l'acceptez ou non, ou si vous allez insister progressivement pour que les boires se produisent aux heures prévues, par exemple le matin et dans la soirée. La décision vous appartient.

Parfois, les mères décident de sevrer leur enfant parce qu'elles commencent à ressentir la pression de les nourrir plus souvent et qu'elles ne veulent pas se bagarrer avec leur enfant. Elle décident de le sevrer avant que les boires deviennent problématiques.

LES RÉACTIONS DES AUTRES

Certaines personnes dans votre cercle de connaissances trouvent peut-être étrange ou malsain que vous allaitiez votre bébé au-delà d'un certain âge. Afin d'acheter la paix, vous encouragez peut-être votre tout-petit à ne pas soulever votre chemisier pour se servir alors que vous n'êtes pas seule. Toutefois, les tout-petits et les jeunes enfants apprennent rapidement quand ils peuvent et ne peuvent pas boire au sein et semble l'accepter très facilement, dans la mesure où il leur reste des moments où l'allaitement est permis.

RETOUR AU TRAVAIL

Vous ne devez pas abandonner l'allaitement parce que vous retournez au travail. Pas si vous souhaitez continuer.

CE QUE VOUS POUVEZ FAIRE

- Combinez allaitement et biberons. Donnez le sein à votre bébé quand vous êtes ensemble et gardez les préparations lactées pour les occasions où d'autres personnes en ont la garde.
- Exprimez du lait au travail et aussi à la maison si possible, ce qui vous permet de laisser du lait maternel à votre bébé même lorsque vous n'êtes pas là.
- Modifiez votre horaire de travail pour pouvoir visiter votre bébé et l'allaiter.

Exprimer du lait permet de maintenir l'approvisionnement en lait maternel et réduit l'inconfort causé par des seins « remplis ». Cela garantit que votre bébé ne boira que du lait maternel, ou du moins plus de lait maternel que de préparation lactée.

Les tire-lait électriques permettent d'exprimer du lait facilement. L'autre possibilité est l'expression manuelle. Une fois que vous aurez développé votre méthode, vous serez presque aussi efficace qu'un tire-lait électrique (consultez les pages 58 et 59).

Si vous choisissez de combiner allaitement et biberons, consultez les pages 86 et 87.

APPRENDRE À VOTRE BÉBÉ À PRENDRE LE BIBERON

Demander à un bébé habitué à l'allaitement de prendre un biberon constitue parfois un problème. Au-delà de l'âge de cinq ou six mois, n'insistez pas si votre bébé refuse le biberon, il est assez grand pour boire le lait exprimé ou la préparation lactée dans un gobelet.

Un bébé plus jeune ne peut manipuler une tasse, il devra donc s'habituer à boire au biberon et recevoir quelques biberons d'entraînement avant que vous ne repreniez le travail. Idéalement, laissez cet entraînement à quelqu'un d'autre. Un bébé peut devenir confus si sa mère lui offre ce bizarre machin-truc de plastique au lieu du sein qu'il connaît bien. Laissez la personne qui s'occupe de lui en votre absence se charger de cet apprentissage du biberon. Il est préférable de tenter cette expérience alors que votre bébé n'a pas trop faim.

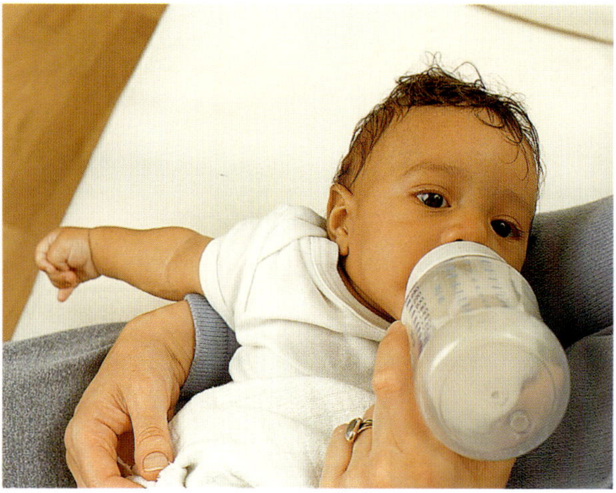

Si vous lui donnez un biberon, soyez patiente. Vous devrez peut-être lui donner le sein, puis le biberon alors qu'il n'a plus trop faim.

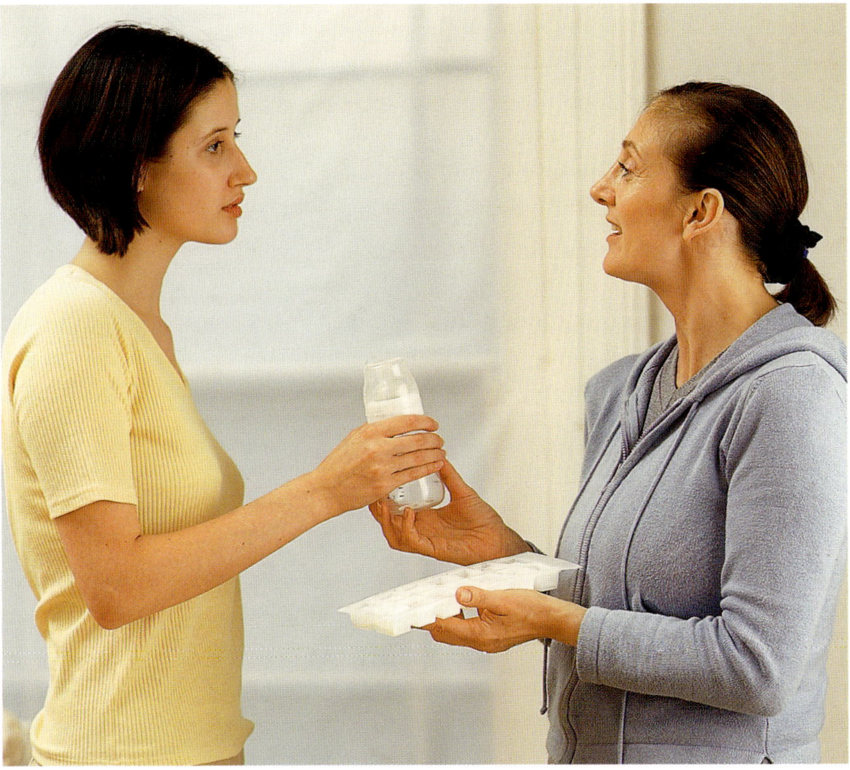

EXPRIMER DU LAIT AU TRAVAIL

Un nombre grandissant d'employeurs élaborent des politiques pour faciliter l'allaitement. C'est en fait économique d'agir de la sorte. Les bébés allaités ont moins de chances d'être malades, leur mères prennent donc moins de congés imprévus !

Vous devez avoir accès à un endroit propre et intime pour exprimer votre lait. Les toilettes ne sont donc pas une option. Vous aurez aussi besoin d'un réfrigérateur ou d'une glacière où ranger le lait. Utilisez une glacière aussi pour rapporter votre lait à la maison. Vous devez avoir ce qu'il faut pour stériliser tout l'équipement que vous utilisez. Si vous allaitez en exclusivité, vous aurez probablement besoin d'exprimer aussi du lait à la maison.

Dans certains pays, les mères ont des pauses pour l'allaitement. Si votre bébé est près de votre lieu de travail, vous pouvez vous déplacer pour l'allaiter, ce qui est probablement plus simple que d'exprimer votre lait pour le conserver et ensuite le donner à votre bébé.

5

WEEK-ENDS ET CONGÉS

Vous pouvez allaiter en exclusivité ou allaiter plus souvent lorsque vous êtes avec votre bébé. Cela peut « perturber » vos seins qui doivent parfois produire beaucoup de lait, d'autres fois pas du tout. Règle générale, cette perturbation se limite à une sensation de trop-plein que vous pouvez facilement éliminer en exprimant votre lait dès le retour au travail.

CESSER L'ALLAITEMENT

Si c'est ce que vous souhaitez, cesser l'allaitement ne devrait être difficile ou perturbant ni pour vous, ni pour votre bébé.

Si vous arrêtez mais que vous ne le souhaitez pas, consultez les pages 108 à 110, puisque la situation est alors beaucoup plus compliquée en raison des aspects physique et émotionnel.

AVANT SIX MOIS

Si vous allaitez en exclusivité, ou presque exclusivement, et que vous voulez passer au biberon en exclusivité ou la majeure partie du temps, prenez pour objectif de laisser tomber un boire tous les quelques jours et remplacez-le par un biberon (consultez les pages 90 et 91). L'idée est de faire la transition en pas moins de deux semaines.

Si vous allez plus vite, vous risquez de vous retrouver avec des seins remplis et gênants, ce qui pourrait causer le blocage de canaux et la mastite (consultez les pages 70 et 71).

AVANT L'ÂGE D'UN AN

La plupart des mères conservent le plus longtemps possible les boires du matin et du soir, sans compter ceux de la nuit. Vous pouvez maintenir ceux-ci, ou seulement un de ces boires, aussi longtemps que vous le souhaitez, dès que votre bébé a atteint l'âge d'un an. Tenter de passer à un ou deux boires par jour n'est généralement pas un gage de succès avec un bébé plus jeune ; la « chaîne de production » semble avoir besoin de plus de temps pour devenir suffisamment fiable et flexible.

Trouvez les moments de la journés au cours desquels votre bébé est le moins intéressé à l'allaitement. Au moment où vous allaiteriez normalement ou au moment où il prendrait normalement le sein, offrez-lui une boisson, une collation ou une autre forme de distraction.

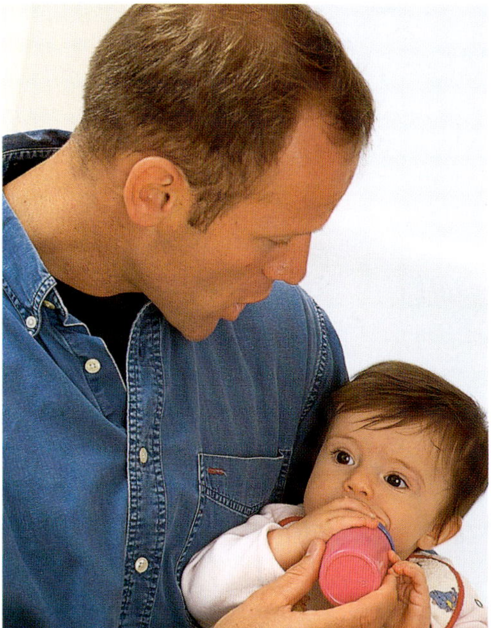

Dans certains cas, un bébé apprécie le boire qui précède sa sieste et l'aide à s'endormir. À la place, faites-lui faire un tour de poussette ou de voiture. C'est probablement la manière la plus douce d'éliminer un boire, au lieu de le mettre au lit sans boire ni distraction.

Vous n'êtes pas obligée d'apprendre à votre bébé comment boire au biberon à cet âge puisqu'il est capable de boire au verre ou au gobelet.

5

BÉBÉ DE PLUS D'UN AN

Une fois que votre bébé est devenu un tout-petit, il demandera peut-être un boire. Il sera plus proactif et risquera de s'installer sur vos genoux et de soulever votre vêtement. C'est tout à fait normal. Mais si vous souhaitez cesser l'allaitement, ce n'est pas le temps de le rendre encore plus populaire aux yeux de votre enfant. Vous devez prendre la décision et vous en tenir à un ou deux boires par jour, à la même heure, si vous voulez aider votre enfant à savoir à quoi s'attendre.

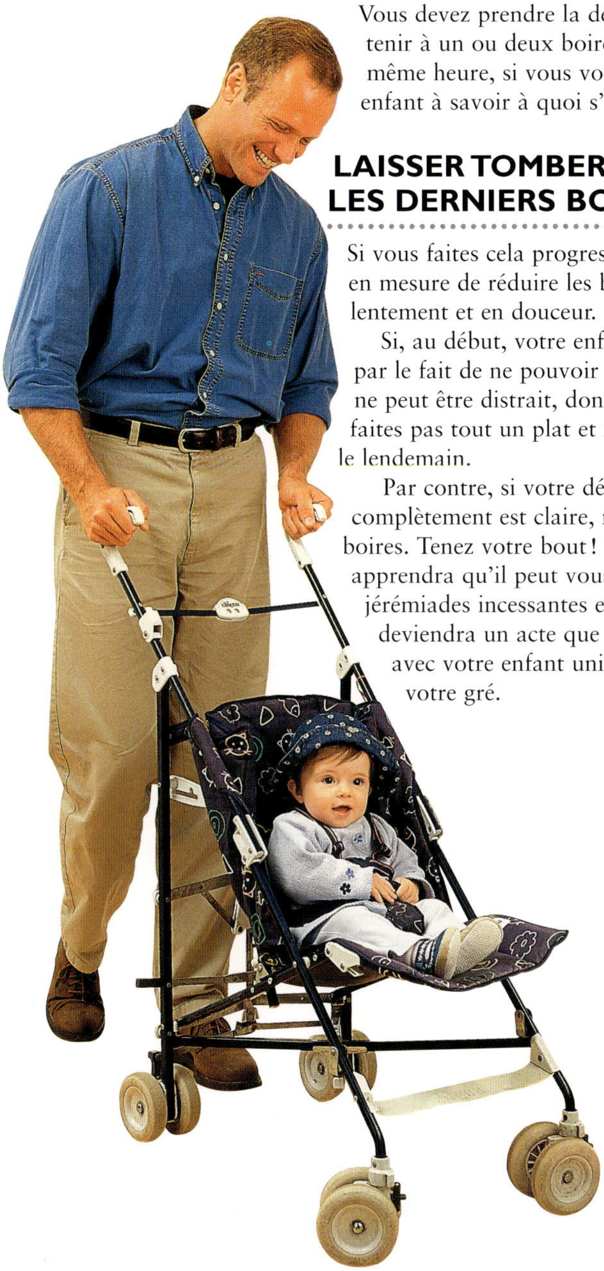

LAISSER TOMBER LES DERNIERS BOIRES

Si vous faites cela progressivement, vous serez en mesure de réduire les boires au sein lentement et en douceur.

Si, au début, votre enfant semble perturbé par le fait de ne pouvoir boire au sein et qu'il ne peut être distrait, donnez-lui le sein. N'en faites pas tout un plat et recommencez plutôt le lendemain.

Par contre, si votre décision d'arrêter complètement est claire, ne cédez pas sur les boires. Tenez votre bout ! Sinon, votre enfant apprendra qu'il peut vous manipuler par des jérémiades incessantes et l'allaitement deviendra un acte que vous partagerez avec votre enfant uniquement contre votre gré.

LE TOUT-PETIT QUI GRANDIT

Vous pouvez négocier avec un enfant de deux ou trois ans. À cet âge, il peut comprendre que « plus tard » et « pas maintenant » ne signifient pas « plus jamais » et il peut apprendre à attendre sans sombrer dans le désespoir le plus total. Un sevrage partiel pourra, pour ces raisons, être plus facile à cet âge.

Si vous souhaitez cesser complètement l'allaitement, dites-le à votre enfant. Vous pouvez lui dire qu'il fait partie des choses réservées aux bébés et non aux grands comme lui. Afin de réduire les boires au minimum, une mère a installé un téléphone au mur et a cessé d'utiliser l'appareil près de la causeuse puisque sa fille pensait toujours à boire au sein lorsqu'elle voyait sa mère s'asseoir et prendre le téléphone.

À cet âge, vous savez ce qui fonctionne avec votre enfant. Vous êtes plus ratoureuse que lui et vous pouvez conserver votre pas d'avance !

LES BOIRES PENDANT LA NUIT

L'allaitement est souvent une manière excellente d'endormir un tout-petit éveillé en plein milieu de la nuit. Les familles qui partagent le même lit voient leur bébé plus âgé se servir au sein.

Si votre enfant est dans un lit ou un berceau et qu'il s'éveille la nuit, ou si vous souhaitez lui apprendre à rester endormi dans un lit qu'il ne partage pas avec vous et qu'il ne s'apaise qu'avec un allaitement, vous pouvez adopter l'entraînement au sommeil pour désamorcer cette habitude. Demandez à un professionnel de la santé de vous aider.

La méthode de base consiste à apaiser votre enfant avec le minimum de réconfort nécessaire, sans le sortir de son lit ni l'allaiter. Répondez toujours à ses pleurs, rassurez-le et quittez la pièce.

Cela peut durer quelques nuits avant de donner des résultats mais vous réussirez si vous êtes confiante et que vous ne cédez pas !

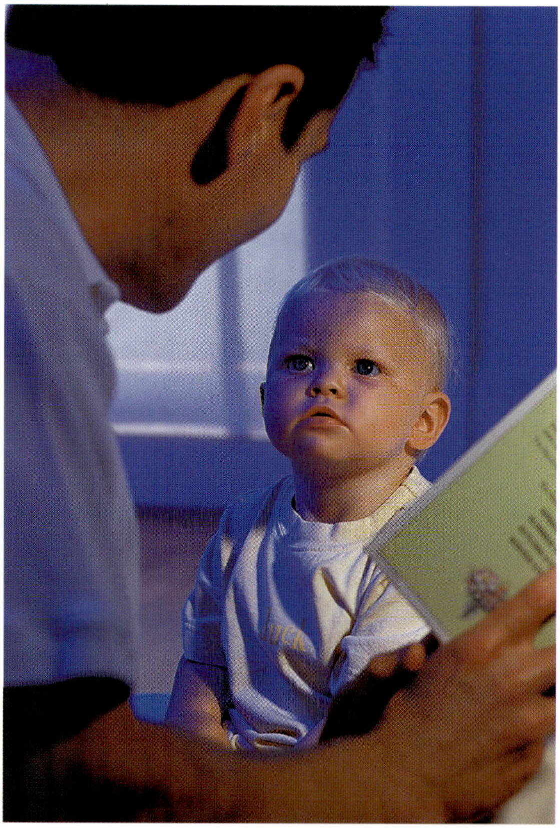

5

SITUATIONS PARTICULIÈRES

La plus grande partie de ce livre est consacrée à l'allaitement d'un bébé à terme et en bonne santé. Ce qui n'empêche pas la majorité des mères de jumeaux et de triplets d'allaiter, tout comme les mères de bébés prématurés, de bébés malades ou de bébés ayant des besoins spéciaux.

Si vous êtes malade et que vous devez prendre des médicaments ou être traitée, il n'y a pas de raison de vous priver des joies de l'allaitement.

L'allaitement doit être routinier, facile et exempt d'embarras. Dans certains cas, il ne fonctionne tout simplement pas et il est difficile de décider que le moment est venu d'abandonner, parfois plus tôt que vous ne l'auriez souhaité. Nous aborderons tous ces sujets, ainsi que la perspective de reprendre l'allaitement après que vous avez décidé de l'interrompre. Si c'est ce que vous voulez, vous aurez besoin de beaucoup d'information afin de déterminer si c'est la bonne chose à faire.

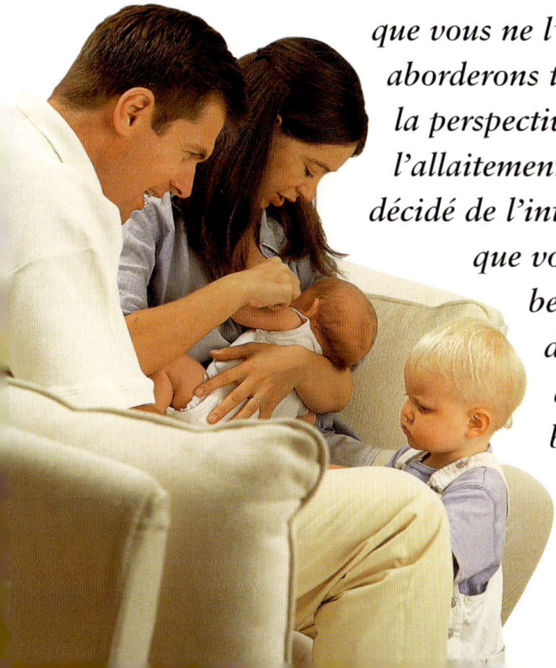

ALLAITER DES JUMEAUX

Est-ce possible ? Bien sûr que c'est possible. Physiquement, en principe, les femmes ont la capacité de produire d'importantes quantités de lait. Il semble que plus la production de lait est stimulée, plus la capacité de produire de grandes quantités augmente.

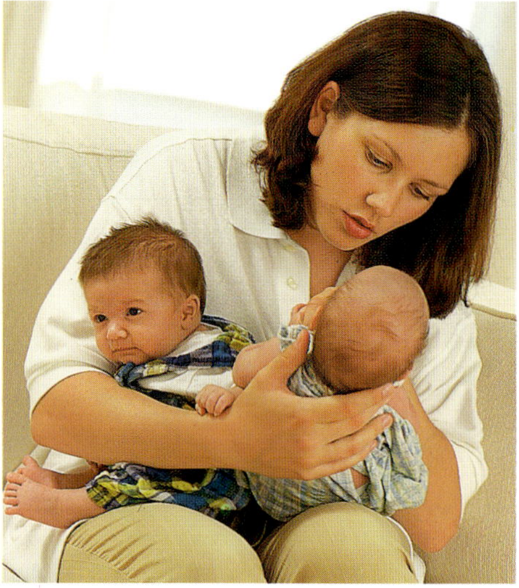

On raconte nombre d'histoires à propos de nourrices - ces femmes embauchées pour allaiter les bébés - qui réussissaient à nourrir cinq ou six bébés. On ne sait malheureusement pas si elles sont véridiques. Il est également difficile de vérifier la quantité maximale de lait qu'une femme peut produire, puisque la vie de tous les jours semble souvent constituer un obstacle.

Les jumeaux, les triplets, bref les enfants issus d'une grossesse multiple ont plus de chances d'être petits, prématurés et de dormir plus au début, ce qui peut affecter le début de l'allaitement et rendre plus difficile l'établissement d'un bon approvisionnement en lait.

Nourrir des jumeaux peut aussi demander beaucoup de temps – ils peuvent ne pas être de « bons mangeurs » au début et il peut être tentant d'accepter l'aide de toute personne vous proposant de donner un biberon. Cela risque, comme nous l'avons vu, de réduire l'approvisionnement en lait. Ce qui semble aider dans l'immédiat n'est pas ce qui favorisera l'allaitement à long terme.

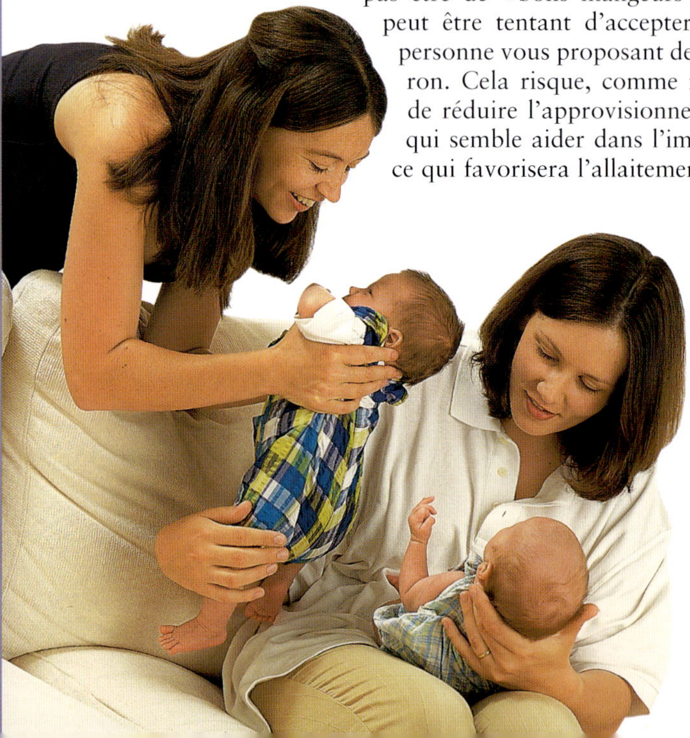

LES DÉBUTS

■ Obtenez l'aide d'une personne qui s'y connaît afin de trouver la bonne position et une bonne prise du sein. Expérimentez. Vous trouverez peut-être plus facile de nourrir les deux bébés en même temps ou bien un seul à la fois.

■ Soyez prête à changer de position puisque celle qui était parfaite il y a une heure ne fonctionnera peut-être plus demain.

■ Pensez à choisir la position adéquate lorsque vous nourrissez vos deux bébés à la fois. Déterminez ce qui fonctionne le mieux : un bébé sous chaque bras ; les jambes pointant les unes vers les autres ; ou les jambes dans la même direction de sorte qu'un bébé se trouve en travers de vous et un autre sous votre bras.

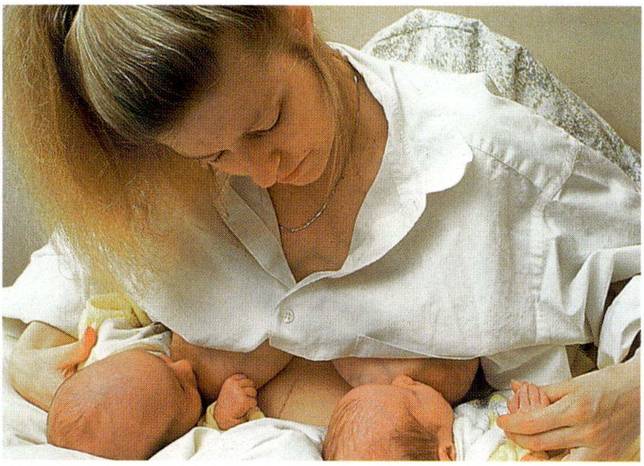

■ Utilisez des coussins ou des oreillers, surtout au début, puisque vous n'aurez pas de main libre pour vous aider à positionner vos bébés.

■ Essayez de déterminer quel bébé tète le mieux et alternez seins et bébés à chaque allaitement. De cette façon, vous permettez à celui qui tète le moins bien de prendre avantage de la stimulation de l'autre bébé.

■ Si vous avez du temps, exprimez votre lait. Ensuite, si vous avez besion d'aide, vous aurez sous la main du lait exprimé qui pourra être donné au biberon ou au gobelet, à la place de la préparation lactée.

NOURRIR DES TRIPLETS

Il est plus difficile d'allaiter des triplets puisque après tout, vous n'avez que deux seins ! La chaîne de production pour l'allaitement est beaucoup plus complexe et les bébés ont encore plus de chances d'être prématurés ou petits. Il est possible d'allaiter en exclusivité des triplets, même si les mères dans ces cas risquent de devoir introduire un biberon de lait maternel exprimé (ou de préparation lactée) à l'occasion, et même au quotidien, pour pouvoir bénéficier d'un peu d'aide d'une autre personne. Sinon, il n'y a pas assez de 24 heures dans une journée. Vous devez aussi vous rappeler quel bébé a eu son tour au sein et quel bébé sera le prochain…

DISCUTEZ AVEC D'AUTRES PARENTS

Les parents constituent la meilleure source d'information et de soutien au sujet de l'alimentation en raison de leur expérience personnelle qui ressemble en tous points à la vôtre. Ils vous en apprendront plus que n'importe quel livre et que n'importe quels professionnels de la santé.

Il existe même probablement un groupe de soutien pour les naissances multiples dans votre région. Parlez-en à votre sage-femme ou à votre professionnel de la santé.

VOTRE BÉBÉ PRÉMATURÉ

Les bébés développent les réflexes de succion et de déglutition après environ 34 à 35 semaines de grossesse. Un bébé né avant ce moment ne sera donc pas en mesure de boire au sein et devra être nourri d'une autre manière, généralement à l'aide d'un tube.

Les plus petits nouveau-nés - ceux qui sont nés après 25 à 28 semaines de grossesse - sont particulièrement vulnérables. Ils passeront généralement plusieurs semaines sinon plusieurs mois à l'hôpital aux soins intensifs ou aux soins spéciaux. Tous les bébés prématurés sont plus à risque de développer des problèmes de santé, entre autres des problèmes respiratoires, digestifs ou des infections. Bref, plus votre bébé est petit et prématuré, plus il aura besoin de soins spéciaux.

L'IMPORTANCE DU LAIT MATERNEL

Le pédiatre de votre bébé prématuré vous encouragera sûrement à lui donner du lait maternel. Il est prouvé que les taux de survie des petits bébés sont améliorés grâce au lait maternel et que ce dernier leur procure une meilleure protection contre l'infection.

Vous pouvez d'abord exprimer votre lait à la main pour donner le colostrum à votre bébé. Ce n'est probablement pas une bonne idée d'utiliser le tire-lait au départ puisque les quantités de lait sont si petites qu'elles ne feront qu'adhérer aux parois du contenant du tire-lait.

Vous devez exprimer du lait régulièrement et, une fois que la quantité de lait produit a augmenté, vous pouvez commencer à utiliser un tire-lait électrique si vous préférez cette méthode. Si vous êtes toujours à l'hôpital avec votre bébé, les infirmières et/ou sages-femmes vous apprendront comment exprimer efficacement votre lait. Le lait peut aussi être donné à votre bébé grâce à un tube. L'équipe médicale responsable de votre bébé considérera peut-être qu'il a besoin de calories supplémentaires et lui donnera une préparation lactée spécialement conçue pour les bébés prématurés.

La meilleure manière de nourrir les très petits bébés n'a pas encore été découverte. Après tout, cela ne fait que quelques années que les bébés aussi jeunes que 25 semaines ont des chances de survie. On sait que le lait maternel est valable et que le lait des mères de bébés prématurés semblent tout à fait convenir. Par contre, les bébés prématurés tendent à mieux se développer lorsqu'on ajoute la préparation lactée à l'allaitement, imitant ainsi la croissance intra-utérine du bébé.

Mais donner de la préparation lactée à votre bébé prématuré ne doit en aucun cas affecter l'allaitement exclusif dès qu'il peut prendre le sein.

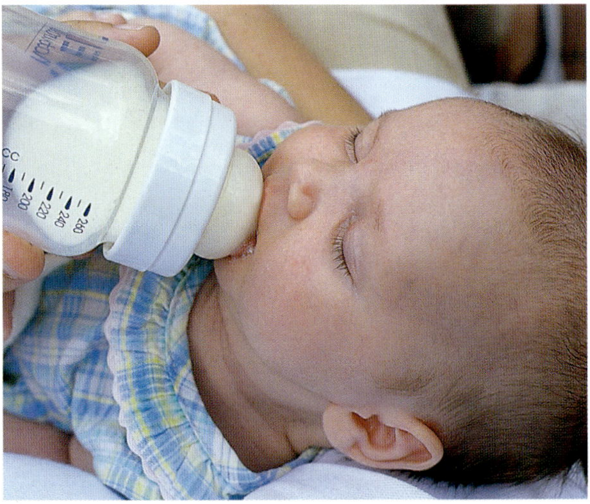

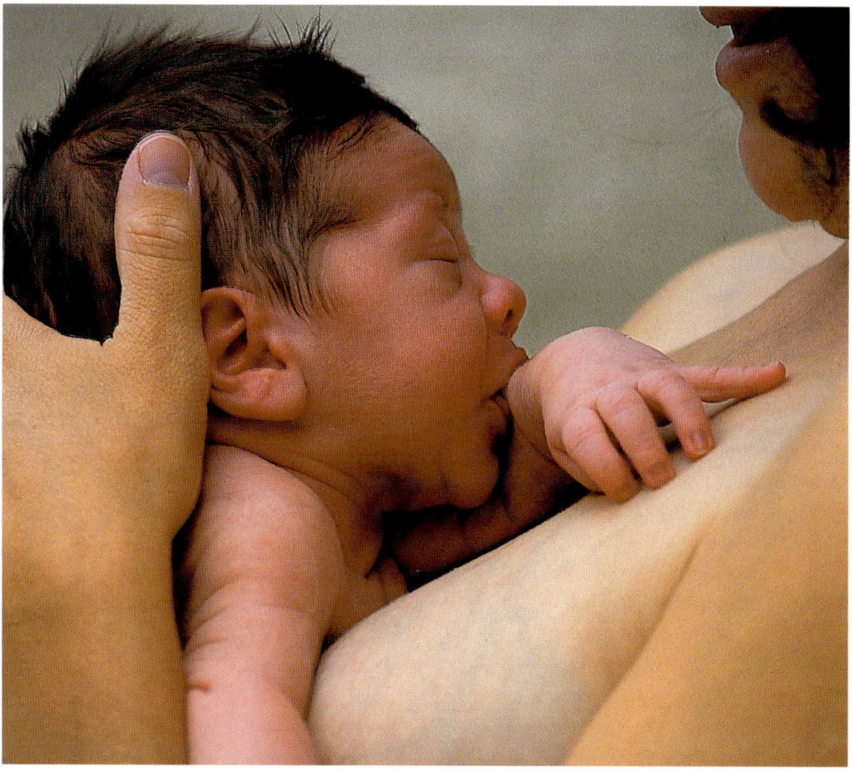

PRENEZ VOTRE BÉBÉ QUAND VOUS LE POUVEZ

Lorsque votre bébé est suffisamment bien, vous pouvez le sortir de l'incubateur et le tenir près de vous, tout contre vous, même si c'est seulement pendant quelques minutes à la fois au début. Laissez-vous guider par le personnel médical et infirmier. Ces moments intimes sont favorables à l'allaitement puisque votre bébé s'habitue à vous, à votre odeur.

Vous pouvez le tenir près du sein, le laisser lécher le mamelon et ainsi apprécier le goût du lait. Votre bébé n'a peut-être pas la capacité de téter encore. Si c'est le cas, vous stimulerez ses réflexes et lui donnerez de l'entraînement, ce qui l'aidera beaucoup.

AU FUR ET À MESURE QUE VOTRE BÉBÉ PREND DU POIDS...

Si votre bébé peut téter et avaler, il peut passer plus de temps au sein. Cette période risque d'être difficile pour vous. Vous devrez vous armer de patience et de dévouement. Votre bébé aura besoin de temps avant de pouvoir boire au sein. Et pendant son apprentissage, il aura encore besoin de votre lait maternel exprimé, offert dans un gobelet, un biberon ou grâce à un tube.

Votre bébé aura aussi besoin d'être réveillé pour les boires pendant quelques semaines, même après avoir quitté les soins spéciaux à l'hôpital. S'il devient alerte, affamé et qu'il mange souvent, réjouissez-vous puisque ce sont des signes de santé et d'énergie. Ne pensez pas qu'il boit souvent parce que vous ne produisez pas assez de lait.

BESOINS SPÉCIAUX

Si on vous annonce que votre bébé a des difficultés d'apprentissage, un handicap ou encore un problème congénital grave comme une malformation cardiaque qui requiert un traitement important, il est normal de ressentir un choc, de l'impuissance et d'être très inquiet.

Ces sentiments ne sont pas compatibles avec l'allaitement. Mais si vous aviez prévu allaiter, vous pouvez tout de même le faire.

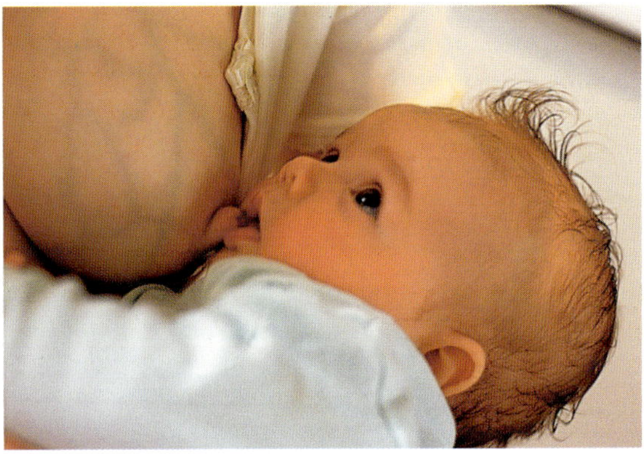

Demandez à votre médecin, à une infirmière ou à une sage-femme de discuter avec un autre professionnel de la santé détenant ces connaissances spéciales, ou à un parent qui a vécu le même problème.

CEUX QUI MANGENT PEU

Les partisans de l'allaitement ont tous vu ou entendu parler de bébés qui ne grandissent pas, de cas où le professionnel de la santé impliqué a conclu à un problème lié à l'allaitement, par exemple une sous-production de lait. Pourtant, quand le bébé est nourri de préparations lactées, la même situation perdure. En fait, c'est que le bébé n'a en réalité pas beaucoup d'intérêt. Des tests sont alors effectués et on découvre un problème de santé sous-jacent. Mais il peut être trop tard pour reprendre l'allaitement.

BÉBÉS SOUFFRANT DE MALFORMATIONS CARDIAQUES

Un bébé qui mange peu, qui ne prend pas de poids et qui semble avoir de la difficulté à coordonner sa succion peut avoir un problème congénital qui n'a pas été diagnostiqué. Par exemple, ce bébé pourrait souffrir d'une malformation cardiaque.

Dans ce cas, le bébé est souvent capable de téter suffisamment de lait maternel pour éviter la déshydratation mais utilise toute son énergie à survivre. Il ne peut donc continuer de boire pour grandir, pour se développer.

Les problèmes cardiaques ne sont pas toujours diagnostiqués à la naissance et il est toujours judicieux de consulter un spécialiste si votre bébé ne se développe pas.

RETARD DE DÉVELOPPEMENT CHEZ LE BÉBÉ

Il peut s'avérer difficile de diagnostiquer l'étendue d'un retard de développement. Mais lorsqu'un problème d'alimentation persiste, c'est parfois le médecin qui demandera qu'on pousse les tests plus loin.

SYNDROME DE DOWN CHEZ LE BÉBÉ

Les bébés nés avec le syndrome de Down ont un problème particulier avec la succion. Leur langue a tendance à repousser le sein hors de la bouche. Si votre bébé semble avoir de la difficulté à garder le sein dans sa bouche pour cette raison, un ergothérapeute pourra probablement vous venir en aide.

Vous pouvez aussi essayer différentes positions, dans l'espoir de trouver celle qui aidera votre bébé à mieux téter. Dans certains cas, la seule solution envisageable est le biberon. Certains bébés souffrant du syndrome de Down réussissent à boire au sein sans problème. D'autres boivent le lait maternel exprimé au biberon.

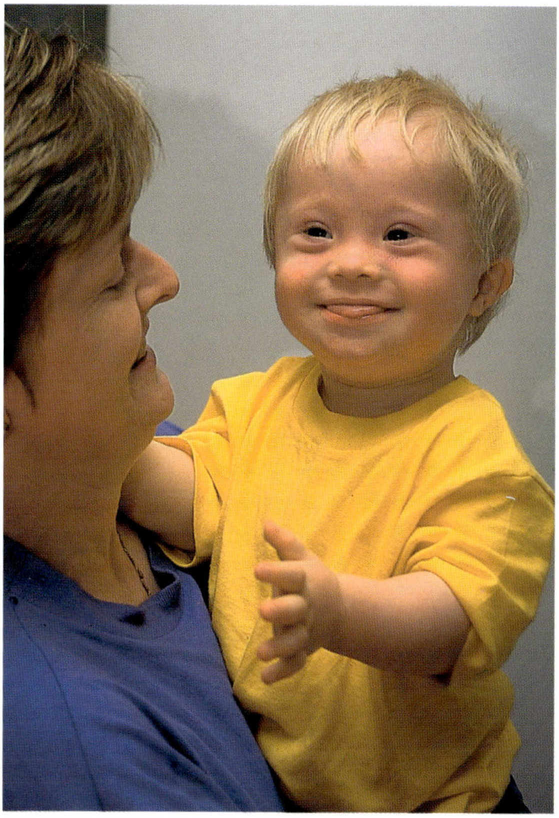

Si votre bébé trisomique a besoin d'une chirurgie en raison d'un problème cardiaque, ce qui semble survenir plus souvent chez les bébés trisomiques, votre lait maternel sera particulièrement important pour l'aider à développer des défenses contre l'infection.

BEC-DE-LIÈVRE OU FENTE PALATINE

Les bébés naissent parfois avec un écart dans le palais et/ou leur lèvre supérieure, d'un ou des deux côtés du visage.

Une chirurgie est possible mais elle ne sera pas effectuée avant plusieurs mois. En attendant, votre bébé doit être nourri et il n'est parfois pas possible pour lui de sceller ses lèvres sur le sein pour pouvoir manger.

Si votre bébé ne peut pas boire au sein, vous pouvez exprimer votre lait et le lui donner grâce à un dispositif d'alimentation spécial qui referme le palais et empêche le lait de passer par le nez. Certains chirurgiens donnent plutôt aux bébés nés avec un bec-de-lièvre ou une fente palatine une paroi protectrice.

Discutez des détails de l'alimentation avec votre médecin. Et demandez-lui de vous mettre en contact avec des mères ayant allaité des bébés dans ces conditions. Celles-ci ont probablement des conseils bien judicieux à partager avec vous.

Encore une fois, puisque votre bébé devra subir une chirurgie correctrice, le lait maternel est important pour lui, puisqu'il l'aide à développer une protection contre l'infection.

LORSQUE VOTRE BÉBÉ EST MALADE

Si votre bébé est malade, il se peut très bien que l'allaitement soit la seule forme d'alimentation qu'il accepte, même si son alimentation comprend maintenant des aliments solides, en plus du lait maternel.

Il n'y a normalement aucune raison de cesser d'allaiter votre bébé. S'il doit subir une chirurgie, vous devriez obtenir les conseils du personnel médical afin de déterminer le meilleur moment pour lui donner un dernier boire avant l'anesthésie.

On a longtemps cru que les bébés souffrant de diarrhée ou de vomissements ne devraient pas consommer de lait, ni de lait maternel, et boire plutôt de l'eau ou tout autre liquide réhydratant. Aujourd'hui, on sait que non seulement le lait maternel est bien toléré par les bébés malades, mais qu'il accélère même le processus de guérision.

VOTRE BÉBÉ À L'HÔPITAL

Restez avec votre bébé autant que possible s'il doit rester à l'hôpital et continuez de l'allaiter. La preuve est faite : les bébés et les jeunes enfants reprennent des forces et guérissent plus rapidement s'ils bénéficient du confort de la présence d'un parent dans un environnement aussi inhospitalier et effrayant. Si vous devez vous séparer de votre bébé, maintenez votre approvisionnement en lait en l'exprimant.

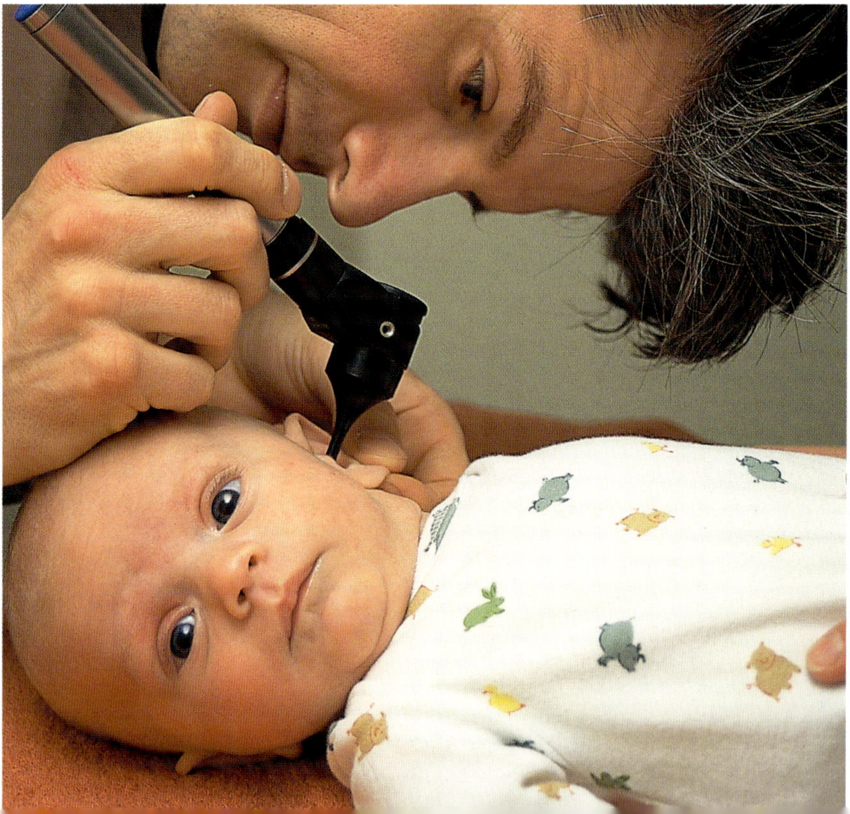

LES COUCHES DE VOTRE BÉBÉ

Un bébé allaité en exclusivité souffrira très rarement de constipation ou de diarrhée. Néanmoins, certaines mères et même quelques médecins s'inquiètent de cette possibilité, mais soyez tous rassurés.

■ Il est normal pour un bébé de quelques semaines de passer plusieurs jours sans faire de selle. Il ne souffre pas de constipation pour autant. C'est également normal si les selles sont très fréquentes. Toute mesure entre les deux est aussi acceptable, si votre bébé est en bonne santé et se développe.

■ Il est normal que les selles de votre bébé soient molles. Il ne souffre pas de diarrhée si ses selles sont molles et jaunes puisque c'est la couleur normale des selles d'un bébé allaité en exclusivité. La diarrhée est très rare chez les bébés allaités en exclusivité. Votre bébé souffre de diarrhée si ses selles sont glaireuses ou aqueuses, et s'il vomit ou semble fiévreux et faible.

■ Des selles vertes à l'occasion sont aussi normales. Chez un bébé en bonne santé qui se développe normalement, elles ne sont pas inquiétantes. Elles signifient seulement que pour une raison ou pour une autre, le lait a été digéré très rapidement.

■ Des selles glaireuses signifient parfois que vous devez laisser votre bébé prendre le premier sein jusqu'à ce qu'il le laisse de lui-même. Ces selles pourraient indiquer une trop grande quantité de premier lait. Le laisser au premier sein le plus longtemps possible lui permettra de boire le lait de fin d'allaitement.

■ Des selles ressemblant à de la gelée de groseilles rouges indiquent une intussusception – pénétration d'une partie de l'intestin dans la partie qui lui fait suite. Cela est très rare autant chez les bébés allaités que chez ceux nourris au biberon. Si c'est le cas, vous verrez très clairement que votre bébé souffre. Consultez un médecin dès que possible si vous pensez que votre bébé souffre de diarrhée ou d'intussusception.

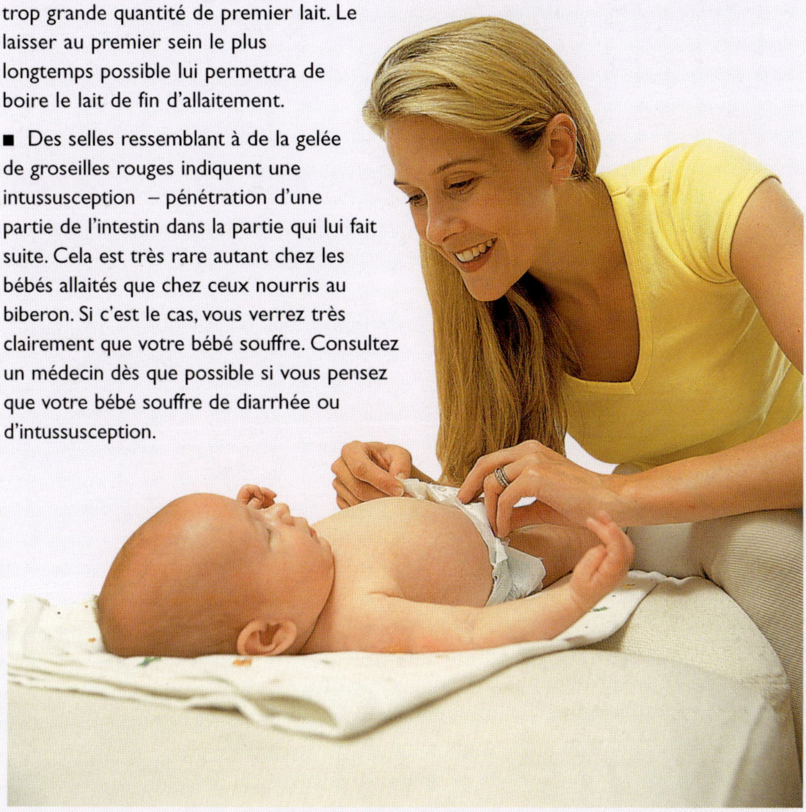

6

PRISE DE MÉDICAMENTS

Même s'il est logique de se préoccuper des médicaments que vous prenez pendant que vous allaitez, ne pensez pas que tout passe dans votre lait.

Certains médicaments n'atteignent tout simplement pas votre lait. D'autres peuvent l'atteindre mais ne peuvent causer de mal au bébé parce qu'ils ne peuvent être absorbés par l'intestin - autant le vôtre que celui de votre bébé. Certains médicaments peuvent atteindre le lait maternel, être absorbés par le bébé et n'avoir aucun effet nocif. Certains médicaments peuvent atteindre le lait maternel en quantités tellement infimes que les experts ne s'en inquiètent pas.

Si vous devez prendre des médicaments, informez votre médecin que vous allaitez. Si vous souhaitez prendre un médicament en vente libre, consultez d'abord le pharmacien.

Dans bien des cas, un fabricant signalera une contre-indication à l'allaitement sur un médicament tout simplement parce qu'aucun test n'a jamais été fait pour prouver le contraire. Dans presque tous les cas, un médicament contre-indiqué pendant l'allaitement peut être remplacé par un médicament sans danger. Il vous est peut-être aussi possible d'attendre que votre bébé soit un peu plus âgé et boive moins au sein avant de commencer à prendre un médicament.

Il est rarement nécessaire de sevrer votre bébé parce que vous devez commencer à prendre un médicament.

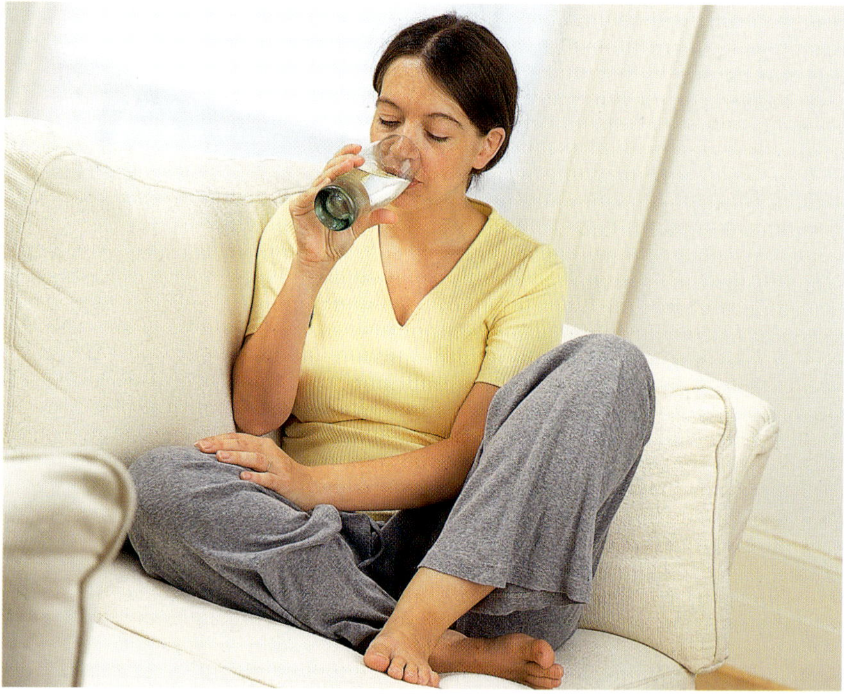

MÉDICAMENTS PRÉOCCUPANTS

Certains médicaments ne sont pas du tout compatibles avec l'allaitement. Parmi ces médicaments, plusieurs tranquillisants tel le Librium, qui n'est prescrit qu'aux mères souffrant de maladies mentales graves, particulièrement la psychose puerpérale.

Certains médecins sont aussi préoccupés par l'utilisation d'autres médicaments qui servent à traiter la dépression comme le Prozac, qu'on ne recommande pas aux mères qui allaitent. Discutez-en toujours avec votre médecin puisque les informations changent au fur et à mesure que les connaissances augmentent.

Les médicaments qui contrôlent l'épilepsie ne sont pas considérés comme sécuritaires pour un bébé qui boit le lait de sa mère. Mais on peut programmer la prise de médicaments pour éviter qu'ils ne se retrouvent dans le lait maternel. Ces contraintes rendent l'allaitement à demande plus difficile. Il se peut aussi que vous deviez exprimer et jeter votre lait, ou que vous deviez donner du lait maternel exprimé lorsque vous ne preniez pas de médicaments.

La liste des médicaments à éviter n'est jamais complète. Discutez toujours avec votre médecin de vos besoins et de ceux de votre bébé. Dans de très rares cas on vous conseillera peut-être d'exprimer et de jeter votre lait.

ANTIBIOTIQUES

Certains antibiotiques sont plus fréquemment prescrits que d'autres aux mères qui allaitent parce qu'on les sait sécuritaires. Certaines mères affirment que leur bébé a des selles plus molles après qu'elles-mêmes ont pris des antibiotiques. Cela n'est pourtant pas inquiétant.

LA MALADIE PEUT-ELLE EMPÊCHER L'ALLAITEMENT ?

En Occident, on conseille aux mères séropositives de ne pas allaiter puisqu'on croit que le bébé peut contracter le VIH par le lait. Le risque est réel même si les statistiques ne sont pas concluantes.

Les mères souffrant de l'une ou l'autre des formes d'hépatite doivent recevoir des conseils à jour. À ce jour, on croit qu'il est sécuritaire pour elles d'allaiter leurs bébés.

Si vous êtes malade, si vous avez la grippe ou toute autre maladie qui n'est pas considérée comme grave, ne cessez pas d'allaiter. Votre corps produit déjà des anticorps contre cette maladie et votre bébé a besoin de ces anticorps qui passeront par votre lait. Il est illogique de rester loin de votre bébé pour éviter de lui transmettre vos microbes : restez près de lui, vous lui transmettrez vos défenses contre la maladie.

MÉDICATION À LONG TERME

Si vous souffrez d'une maladie chronique comme le diabète ou l'asthme, vous devriez pouvoir continuer l'allaitement tout en prenant vos médicaments régulièrement. Consultez votre médecin à ce sujet.

N'oubliez pas : l'allaitement réduit le risque que votre bébé développe des maladies graves, dont l'asthme et le diabète.

CONTRACEPTION

La plupart des femmes ne sont pas menstruées pendant qu'elles allaitent. C'est normal ; c'est une réaction aux changements hormonaux qui surviennent lorsque l'allaitement est mis en place.

Certaines femmes ne sont donc pas menstruées pendant une longue période après la naissance de leur bébé. Les menstruations reprennent généralement lorsque l'allaitement se fait moins fréquent ou que les aliments solides sont introduits. Elles peuvent aussi resurgir lorsque votre bébé cesse de boire au sein la nuit.

CONTRACEPTIFS À UTILISER PENDANT L'ALLAITEMENT

Méthodes recommandées	
Contraceptif oral	Les contraceptifs oraux ne contenant que de la progestérone ont un niveau d'hormone si bas qu'ils n'affectent pas l'approvisionnement en lait.
Condom	Parfaitement efficace
Diaphragme	Faites vérifier celui que vous portiez puisque sa taille devra peut-être changer après la naissance.
Gel ou crème	Avec un condom ou un stérilet pendant l'allaitement.
Dispositif intra-utérin ou stérilet	Faites-le installer en clinique ou par votre médecin lors de la visite postnatale de six semaines ou plus tard.
Méthodes non recommandées	
Contraceptif oral combiné	Contient de la progestérone, de la testostérone et de l'œstrogène qui tendent à réduire l'approvisionnement en lait.
Injections	Contiennent également de l'œstrogène susceptible de réduire l'approvisionnement en lait.

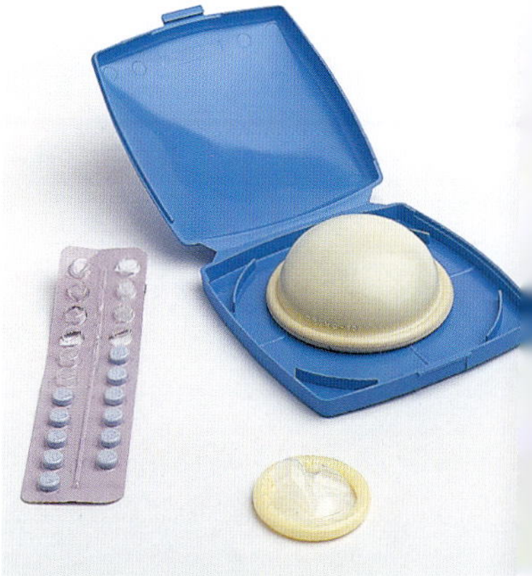

L'ALLAITEMENT EST-IL CONTRACEPTIF ?

L'allaitement est la méthode la plus fréquemment utilisée pour espacer les naissances d'enfants partout dans le monde. Si vous n'êtes pas menstruée et que vous allaitez votre bébé plusieurs fois par jour et par nuit, votre protection contraceptive peut être aussi élevée que si vous preniez des contraceptifs oraux, selon les études menées.

En Occident, peu de femmes allaitent suffisamment pour profiter de cette protection naturelle. Nous tentons au contraire d'augmenter le temps entre deux boires et avons tendance à offrir plus tôt que les mères des pays en développement des aliments solides et d'autres boissons.

C'est pourquoi les experts en planning familial ne conseillent cette méthode qu'aux mères qui se consacrent résolument à l'allaitement et en connaissent bien le mécanisme. C'est une méthode des plus sécuritaires qui n'a aucun effet secondaire.

Elle peut être efficace pendant plus de six mois si vous la combinez à l'observation des symptômes qui pourraient indiquer une ovulation (en observant la glaire cervicale) et renoncez à toute pénétration du pénis pendant la période où vous pensez être fertile.

ALLAITER PENDANT LA GROSSESSE

Il est possible d'être enceinte pendant que vous allaitez. Peut-être souhaitez-vous même avoir un autre enfant rapidement !

Si vous souhaitez continuer l'allaitement, c'est parfait. Il n'y a aucune raison d'arrêter. Lorsque votre nouveau bébé naîtra, vous produirez le colostrum qui lui est nécessaire et vous aurez ensuite une montée de lait, comme si vous allaitiez pour la première fois. Parfois, le premier enfant cesse de prendre le sein à ce moment, pour le reprendre plus tard.

Nourrir un bébé et un tout-petit ou un enfant est appelé allaitement tandem. Il est dans ce cas recommandé de nourrir le nouveau-né en premier, surtout pendant les premières semaines. Plus tard, vous pourrez nourrir les deux enfants ensemble.

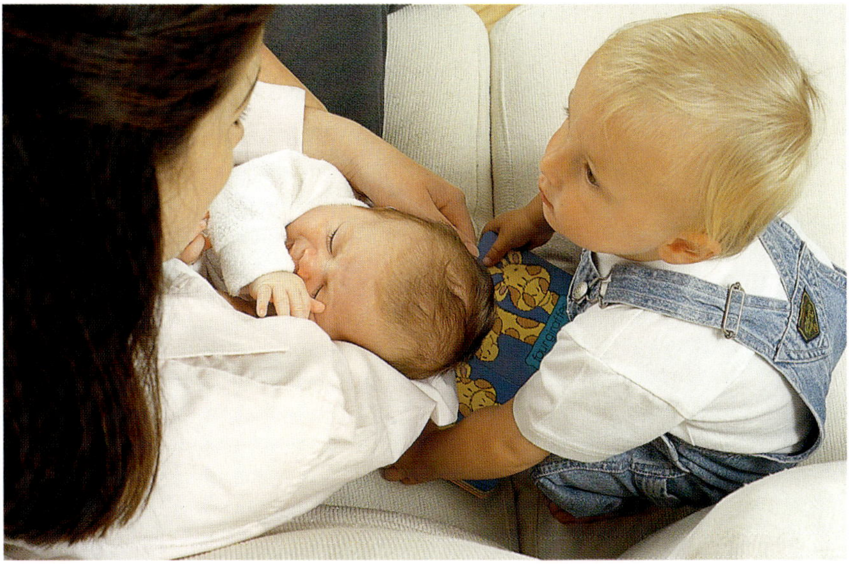

QUAND ÇA NE FONCTIONNE PAS

Si vous décidez de stopper l'allaitement ou l'allaitement en exclusivité, et même si vous aviez planifié cet arrêt, vous ressentirez des émotions contradictoires que vous n'aurez aucune envie de partager avec les personnes qui vous affirment que ce n'est pas important. Parmi ces émotions :

- Regret et déception - parce que vous avez tout fait pour que l'allaitement soit un succès.
- Culpabilité – parce que vous avez un sentiment d'échec envers votre bébé. Mais vous êtes aussi soulagée d'avoir mis fin à cette lutte.
- Colère – parce que vous croyez ne pas avoir obtenu toute l'aide nécessaire au succès de l'allaitement et que vous avez l'impression que votre corps vous a laissée tomber.

COLLI-COLLO

Vous pouvez continuer de tenir votre bébé tout contre vous pour son réconfort et pour le vôtre ! S'il prend le sein, c'est correct, et même s'il ne boit pas, vous pouvez retrouver une partie de l'intimité de l'allaitement. Donnez le biberon à votre bébé alors qu'il est collé tout contre vous. Réjouissez-vous de donner à votre bébé la possibilité de manger à sa faim sans lutte ni problème.

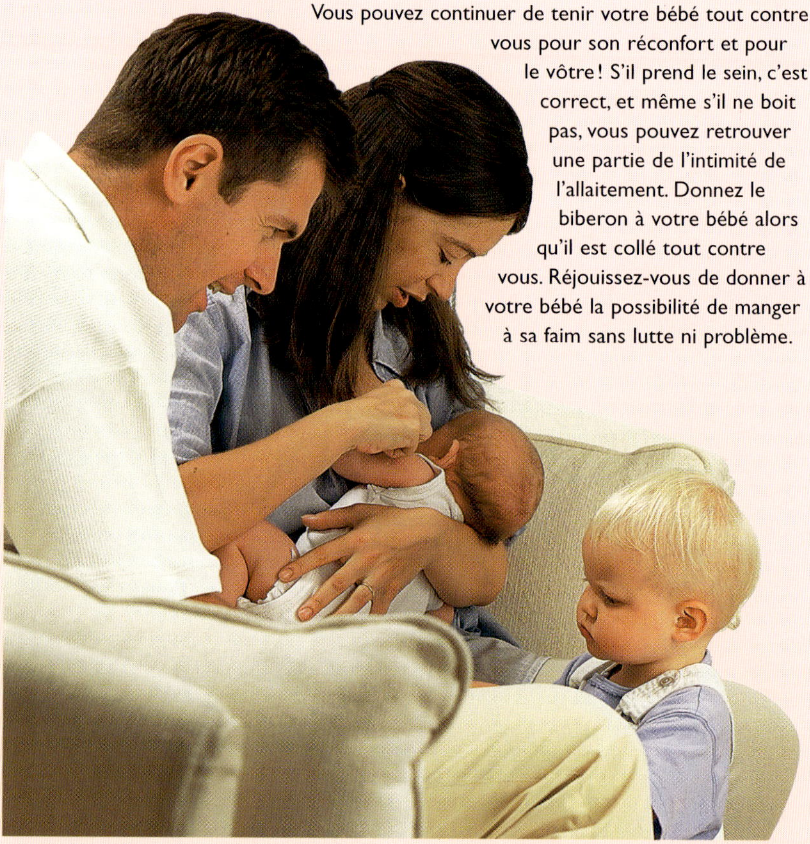

VOS SENTIMENTS

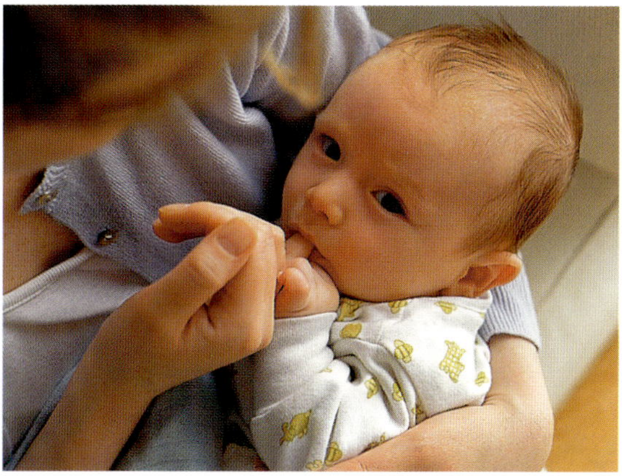

Il est normal de ressentir des émotions positives et négatives. L'allaitement est bien plus qu'une méthode pour nourrir un bébé. C'est une relation avec votre bébé mais aussi avec votre propre corps.

■ Si l'allaitement ne s'est pas bien déroulé, vous ressentez peut-être que votre corps vous a abandonnée ; vous êtes en colère, frustrée et confuse.

■ Si vous ne croyez pas avoir obtenu tout le soutien et l'information dont vous aviez besoin pour réussir l'allaitement, autant pour vous que pour votre bébé, ou si on vous a donné des conseils contradictoires, vous serez peut-être en colère contre vous-même et contre ceux qui vous ont induite en erreur.

■ Vous pourriez même être mal à l'aise parce qu'on vous regarde donner un biberon en public à votre enfant - à l'opposé de ce que les mères qui allaitent en public ressentent.

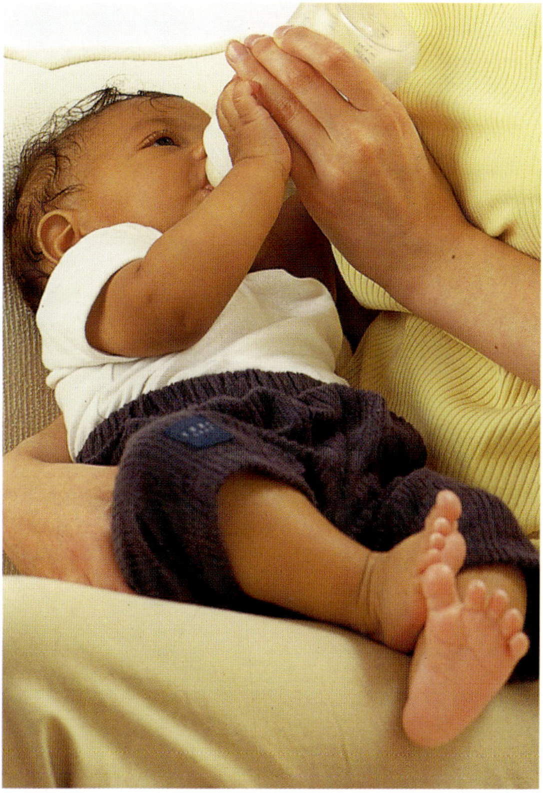

Mais si l'allaitement a été douloureux ou qu'il n'a pas fonctionné, ou encore si vous avez perdu toute confiance en l'allaitement, peu importe la raison, le fait de passer au biberon est peut-être un soulagement pour vous. Au moins, c'est une chose avec laquelle vous n'aurez plus à vous battre.

CESSER EN DOUCEUR

N'arrêtez pas soudainement. Réduisez progressivement votre production de lait. Cela se produit peut-être déjà si vous donnez de la préparation lactée. Vous avez tout de même intérêt à établir une routine en commençant le boire avec la préparation et en terminant par le sein ou en remplaçant à tous les quelques jours un boire au sein par un boire au biberon.

Si vous n'avez allaité que pendant quelques semaines - disons moins de six semaines - vous pouvez accélérer le sevrage. Veillez seulement à ne pas engorger vos seins et surveillez les bosses sur les seins qui peuvent être un signe de canal bloqué ou de mastite.

L'APRÈS

Si vous devez abandonner l'allaitement, vous ressentirez probablement de la rancune lorsque vous verrez ou entendrez « l'allaitement, c'est ce qu'il y a de mieux ». Les femmes qui allaitent plus longtemps que vous semblent heureuses et satisfaites de leur réussite.

Voici comment transformer positivement cette situation.

- Acceptez le fait que nous planifions pour nos enfants un paquet de choses qui ne fonctionnent pas et que l'allaitement en fait partie.

- Essayez de déterminer ce qui a cloché - il y a presque toujours une explication simple aux problèmes d'allaitement.

- Cessez de vous culpabiliser. Vous avez essayé, ça n'a pas fonctionné, vous n'avez pas obtenu l'aide dont vous aviez besoin : ce n'est pas votre faute.

- Soyez fière de chaque boire au sein que vous avez réussi.

- Regardez vers l'avenir, oubliez le passé et dites-vous que votre prochain défi consistera à trouver comment nettoyer votre plus beau chemisier sur lequel vous avez répandu de la sauce tomate.

- Dites-vous que même si la préparation lactée n'est pas aussi bonne que le lait maternel, elle est continuellement améliorée et ressemble de plus en plus au lait maternel.

- Ne vous excusez pas de donner le biberon à votre bébé. Le gens ne sont pas aussi critiques que vous l'imaginez lorsque vos sentiments sont à fleur de peau.

- Rappelez-vous que nourrir votre bébé n'est qu'une des tâches de l'art d'être mère et que c'est à vous de juger si l'allaitement est positif ou négatif pour vous.

- Donnez-vous le droit d'être triste. On peut vous dire « Ce n'est pas grave » cent fois. Ces gens ne comprennent pas ce que vous vivez.

- Par-dessus tout, rappelez-vous que même si tout n'a pas fonctionné comme vous l'auriez souhaité, vous aurez sûrement la chance d'essayer de nouveau avec votre prochain bébé et que vous serez alors en mesure d'obtenir le soutien dont vous avez besoin.

PUIS-JE RECOMMENCER ?

Il est tout à fait possible de recommencer à allaiter après une période sans allaitement ou sans expression de lait. C'est ce qu'on nomme la relactation. Celle-ci est possible à tout moment si vous avez un bébé qui collabore !

LA RELACTATION

Il est plus facile de reprendre la production de lait si :

- vous avez cessé d'allaiter pendant une courte période – des jours ou des semaines plutôt que des mois – et vous aviez une bonne production de lait avant d'arrêter.
- votre bébé est heureux de prendre le sein et de téter même s'il n'est pas récompensé par une grande quantité de lait.
- vous exprimez votre lait avec un tire-lait ou à la main plusieurs fois par jour.
- vous exprimez votre lait ou nourrissez votre bébé pendant la nuit.

Essayez ! Donnez le sein à votre bébé et voyez sa réaction. Plus vous le faites souvent, plus les chances de faire réapparaître votre lait sont élevées. Vous pouvez progressivement réduire la quantité de préparation lactée que votre bébé consomme au fur et à mesure que votre production de lait augmente. Soyez cependant consciente que la relactation peut ne pas être possible si votre bébé a oublié comment faire ou s'il associe le sein à un combat.

ALLAITER SANS GROSSESSE

Certaines mères ont provoqué l'arrivée de lait maternel pour des bébés adoptés sans avoir été enceintes, même si une production « complète » est peu fréquente et qu'elles doivent être très constantes et motivées. Ces mères expriment généralement leur lait - même s'il n'y a rien à exprimer au début - plus un supplément. C'est un petit sachet de préparation lactée porté entre les seins au moment de l'allaitement. Il est fixé à un tube dont l'extrémité est collée au mamelon. Le bébé tète le mamelon, ce qui stimule la lactation, et il obtient la préparation qui le récompense d'avoir tété.

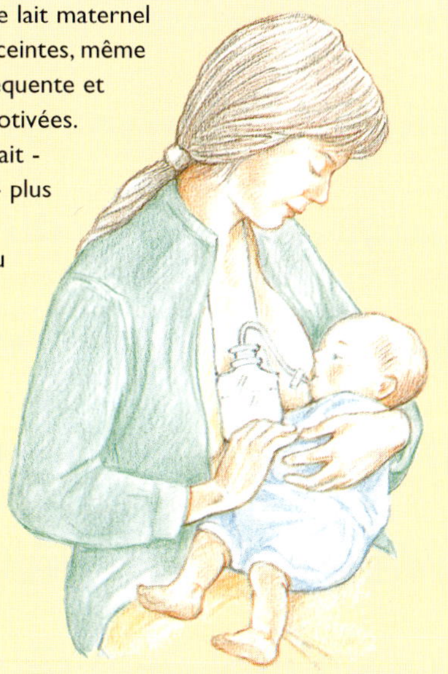

INDEX

A

abcès du sein 71
alcool 47
aliments solides 42, 80–4
allaitement tandem 51, 107,
allaitement
 abandonner 72–3 92–3, 108–110
 aspects émotionnels de 5, 48, 52
 aspects sexuels de 49, 52, 108–110
 avantages pour les mères 16, 17
 en public 52–3, 56–7
 et l'intelligence 15
 et le travail 90-1
 établissement 42, 43
 facteurs affectant 7, 48, 66
 fréquence de 26, 36, 37, 40, 62, 63, 70, 87
 pendant la grossesse 107
allergies 13, 83, 86
alvéoles 26, 27
analgésiques 7, 24, 30, 66
antibiotiques 71, 105
aréole 6, 20
asthme 13, 105

B

bébés endormis 7, 30, 37, 63, 64, 66
bébés malades 16, 67, 102–03
bébés prématurés 7, 16, 39, 98–9
 nourrir 25, 26, 45, 99
bec-de-lièvre/fente palatine 8, 101
boires nocturnes 37, 43
bouts-de-sein 69

C

canaux 26, 27
 obstrués 21, 70
césarienne 24, 31, 38
coliques 47, 54
colostrum 6, 20, 25, 26, 66, 98
confusion
 mamelon/tétine 38, 42, 87
contraception 106–07

D

dépression post-partum 50, 78
diabète 14, 105
diarrhée 12, 13, 102, 103

E

eczéma/dermatite 68
éjection 26–7, 28, 64–5
 échec 65
 puissante 65
engorgement 31, 34, 40
entraînement au sommeil 94
épilepsie 105
exprimer du lait 16, 18, 28, 34, 38, 42, 58–60, 65, 90, 91, 98

G

gastroentérite 12, 13, 14
grève de la faim 67
groupes de soutien 8, 76
 multiples 97

I

immunoglobuline 11, 12
infection de l'oreille 12, 67
infection respiratoire 13, 14, 86
infections urinaires 13
jumeaux 29, 96–7

L

lait en fin d'allaitement 28, 29, 63
lait maternel
 avantages pour la santé 14, 15, 39,72, 86
 changements liés à 45
 ingrédients 11, 15
 montée de lait 31
 production de 28, 62–3, 84–5, 86
 protection offerte par 12, 13, 14, 39, 105
listériose 46
longs boires 37

M

mamelons 6, 20
 douloureux 40, 68
 invertis 8, 69
mastite 70–1
méconium 25
médicaments
 effets des 104,105
muguet 68, 74-5

N

nourrir au biberon
 introduction 86–7, 90–1

O, P

ostéopathie 54
oxytocine 24, 27
pleurs 33, 36, 54–5
positions pour l'allaitement
 bébé 32–5
 jumeaux, triplets 97
 mère 32, 34, 35
premier lait 29
prendre le sein 32–4, 62, 63
préparation lactée 10, 11, 39, 42, 110
 introduction 87
 préparation 12, 19, 73
 pour les bébés prématurés 39, 98
problèmes cardiaques 67, 67, 100–01
prolactine 25, 26, 45, 84

R

réaction en relation avec la dose 13, 86
réflexe d'éjection consultez éjection
réflexe des points cardinaux 6, 24
régime alimentaire 46–7
relactation 45, 111
réponse autocrine 84
réponse immunitaire 12
rôle du père 19, 50

S

seins
 changements des 16, 20, 31, 44
selles 31, 40, 103
sevrage 88
soins spéciaux 38–9
soutien
 amis 48, 76
 conseillers 77
 établir 77
 professionnel 77
soutien-gorges 21, 71
stress 65
supplément alimentaire 111
syndrome de Down 101

T

tétines 43, 87
tout-petits 51, 88–9, 93–4
triplets 96–7
tubercules de Montgomery 6, 20

V

VIH/sida 105
vitamines 83
vomissements 11, 13, 102
voyager 18, 56–7

REMERCIEMENTS

L'auteur et les éditeurs aimeraient souligner la contribution inestimable de Adrian Weinbrecht, responsable de toutes les photographies de ce livre, à l'exception des suivantes :
pages 38, 99, 101, 102, Angela Hampton. pages 39, 62, 97 Anthea Sieveking.
Les illustrations ont été produites par Sheilagh Noble et Kuo Kang Chen.